Ali Ashraf

Estimativa das aminotransferases séricas e da bilirrubina em doentes hepáticos

Ali Ashraf

Estimativa das aminotransferases séricas e da bilirrubina em doentes hepáticos

ScienciaScripts

Cover image: www.ingimage.com

This book is a translation from the original published under ISBN 978-3-659-80832-6.

Publisher:
Sciencia Scripts
is a trademark of
Dodo Books Indian Ocean Ltd. and OmniScriptum S.R.L publishing group

120 High Road, East Finchley, London, N2 9ED, United Kingdom
Str. Armeneasca 28/1, office 1, Chisinau MD-2012, Republic of Moldova, Europe
Printed at: see last page
ISBN: 978-620-8-10575-4

ÍNDICE

DEDICAÇÃO

Dedico este humilde esforço à minha doce mãe **Azra Ashraf** e ao meu amado pai **Muhammad Ashraf** "que me iluminaram o caminho do conhecimento e o seu apoio, encorajamento e amor sem fim sustentaram-me ao longo da minha vida"

AGRADECIMENTOS

Todas as apreciações e gratidão são para o Mais Gracioso e Mais Misericordioso Todo-Poderoso ALLAH (SWT) que me guiou, me deu saúde, pensamento e oportunidade para completar este estudo. As mais humildes obrigações são também pagas ao Santo Profeta Hazrat Mohammad (que a paz esteja com ele) que é para sempre uma tocha de orientação e conhecimento para toda a humanidade. Nada é mais agradável para mim do que escrever este agradecimento após a conclusão deste trabalho de investigação, uma vez que me dá uma grande oportunidade de expressar a minha profunda gratidão e respeito pelo meu digno professor e supervisor, Prof. Dr. Mushtaq A. Saleem, Professor, Instituto de Biologia Molecular e Biotecnologia, Universidade de Lahore, pela sua orientação e encorajamento durante o curso, sem os quais não foi possível concluir este projeto, e pelos seus comentários durante o estudo e também na finalização deste manuscrito. Devo uma gratidão especial ao Prof. Dr. M. H. Qazi, Diretor, CRIMM & IMBB, Universidade de Lahore, pelas suas sugestões benéficas.

Estou grato aos meus queridos pais Muhammad Ashraf e Azra Ashraf, à minha querida tia Musarat Amin, às minhas queridas irmãs Farah, Anam e Samia e ao meu querido irmão Asad pelas suas orações, atitude amável, orientação e ajuda sempre que necessário. Agradeço também muito especialmente aos meus colegas, Shakeel Waqar, Saher javaid e Syeda Laila Ali, por me terem tratado como um irmão e me terem encorajado com muita paciência a concluir esta tarefa. Por último, mas não menos importante, estou igualmente grato a Miss Rabail por me ter ajudado na análise estatística dos dados

Ali Ashraf

LISTA DE ABREVIATURAS

ALT	Alanine aminotransferase
AST	Aspartate aminotransferase
AGA	American Gastroenterological Association
BIL	Bilirubin
CLD	Chronic liver disease
CHC	Chronic hepatitis C
cm^2	Square centimeter
ECCLS	European Committee on Clinical Laboratory Standards
g/ dL	Gram per deciliter
GGT	γ-glutamyltransferase
HCV	Hepatitis C virus
IFCC	International Federation of Clinical Chemistry and Laboratory Medicine
IMBB	Institute of Molecular Biology and Biotechnology
Kg/m^2	kilogram per square meter
LDH	Lactate dehydrogenase
LFTs	Liver function tests
MDH	Malate dehydrogenase
Mg/dL	Milligram per deciliter
mm^3	Cubic millimeter
mmol/L	Milimoles per liter
NAD^+	Nicotinamide adenine dinucleotide
NADH	Nicotinamide adenine dinucleotide – hydrogen (reduced)
NAFLD	Non-alcoholic fatty liver disease
NCCLS	National Committee for Clinical Laboratory Standard
Pg/mL	Picogram per millimeter
SD	Standard deviation
TRIS	Tris (hydroxymethyl)-amino methane
U/L	Units per liter
ukat/L	Microkatal per liter
uL	Microliter
vs	Versus

CAPÍTULO 1. INTRODUÇÃO

O fígado é um dos maiores órgãos do sistema digestivo. O seu peso é de cerca de quatro quilos (Rizzo, 2010). A sua cor é castanho-avermelhada (Kathryn e Terri, 2008). Está normalmente presente no quadrante superior direito da cavidade abdominal. Está rodeado pelas costelas e estende-se desde o nível do quinto espaço intercostal até à margem inferior das costelas (Shier *et al.*, 2010). O fígado é constituído por dois lobos principais: o lobo direito e o lobo esquerdo, separados um do outro pelo ligamento falciforme. Estes lobos contêm numerosas unidades funcionais denominadas lóbulos (Donald, 2010) . Os lobos direito e esquerdo preenchem a parte superior direita e o centro da cavidade abdominal, logo abaixo do diafragma (Scanlon e Sanders, 2007). O diâmetro de cada lóbulo do fígado é de cerca de 1 mm. Os lóbulos adjacentes são separados uns dos outros por um septo interlobular. Os hepatócitos num lóbulo do fígado formam uma série de placas irregulares dispostas como os raios de uma roda e estas placas têm apenas uma célula de espessura. Estas superfícies dos hepatócitos estão cobertas por microvilosidades curtas (Frederic *et al.,* 2012). O interior do fígado é preenchido por inúmeros cilindros minúsculos chamados lóbulos hepáticos que contêm o comprimento de 2 mm e 1 mm de diâmetro. Um lóbulo é constituído por uma veia central que passa pelo seu núcleo, rodeada por folhas radiantes de células cuboidais (Saladin, 2009).

A veia porta hepática drena os capilares do intestino, do pâncreas, da vesícula biliar, do omento e do baço e é responsável por cerca de 75% a 80% do fluxo sanguíneo para o fígado. Uma vez que contém sangue proveniente do intestino, a veia porta hepática fornece nutrientes e outras moléculas absorvidas ao fígado. A artéria hepática fornece os restantes 20% a 25% do fluxo sanguíneo de entrada do fígado (Fox, 2011) . Assim, o fígado recebe a maior parte do sangue sob a forma de sangue venoso durante o período pós-prandial (Hershel e Michael, 2011).

Durante o intervalo de repouso, o fluxo sanguíneo para o fígado através da veia porta é de 1.300 ml/min (Hershel e Michael, 2011). O fígado normal contém pelo menos 15 tipos diferentes de células (Malarkey *et al.,* 2005). O fígado contém uma série de tipos de células, incluindo hepatócitos, colangiócitos, células estreladas, fibroblastos portais, células endoteliais, macrófagos, células da fossa e células ovais (Kmiec, 2001). Os hepatócitos hepáticos têm um diâmetro de 20 a 30 pm (Saxena e Zucker, 2003). Cada placa de hepatócitos é um epitélio geralmente com uma ou duas células de espessura. Os espaços entre as placas são canais cheios de sangue chamados sinusóides hepáticos (Saladin, 2009). As paredes dos sinusóides são constituídas por macrófagos estrelados em forma de estrela, também designados por macrófagos hepáticos, que desempenham um papel importante na remoção de resíduos, como bactérias e células sanguíneas desgastadas, do sangue à medida que este passa (Marieb e Hoehn, 2013).

Os hepatócitos compreendem 60% da população de células hepáticas adultas, representando aproximadamente 78% do volume do tecido (Desmet, 2001). Os sinusóides hepáticos são capilares sanguíneos altamente permeáveis encontrados entre as fileiras de hepatócitos que funcionam para transportar sangue oxigenado de ramos da artéria hepática e sangue desoxigenado rico em nutrientes de ramos da veia porta hepática (Tortora e Derrickson, 2012). Os hepatócitos versáteis têm grandes quantidades de RE rugoso e liso, aparelho de Golgi, peroxissomas e mitocôndrias (Marieb e Hoehn, 2013). O fígado segrega 1,2 g de albumina por kg de peso corporal por dia (Caldwell *et al.,* 1999). As células hepáticas segregam principalmente 800 a 1000 ml de bílis por dia. A bílis é um líquido amarelado, acastanhado ou verde-azeitona com um pH de 7,6 a 8,6. A bílis é composta principalmente por água (97,0%), sais biliares (9,07%), pigmentos biliares (0,2%), colesterol (0,06%), sais inorgânicos (0,7%), ácidos gordos (0,15%), gordura (0,1%), fosfatidilcolina (0,2%) e fosfatase alcalina (0,1%) (Barrett *et al.,* 2010). A produção de bílis é a única função digestiva do fígado.

A bílis é recolhida em pequenos ductos que se juntam para formar os ductos biliares das tríades hepáticas, que formam o ducto hepático que transporta a bílis do fígado. O ducto hepático, o ducto cístico e um ducto curto que se estende da vesícula biliar fundem-se para formar o ducto biliar comum, que transporta a bílis para o duodeno (Gunstream, 2010). Os sais biliares desempenham um papel importante na decomposição de grandes glóbulos de lípidos através do processo de emulsificação. O pigmento biliar contém principalmente bilirrubina (Freudenrich e Tortora, 2011). O fígado tem mais de 200 funções diferentes (Krieger, 2009). É o órgão metabólico mais importante do corpo e pode ser visto como a principal fábrica bioquímica do organismo. O fígado desempenha numerosas funções no corpo humano (Lauralee, 2012). O fígado desempenha um papel muito importante no metabolismo dos hidratos de carbono, armazenando grandes quantidades de glicogénio. O fígado converte a galactose e a frutose em glicose, realizando a gluconeogénese que mantém uma concentração normal de glicose no sangue. Durante o processo de metabolismo das gorduras, o fígado oxida os ácidos gordos para fornecer energia a outras funções corporais, sintetiza grandes quantidades de colesterol, fosfolípidos, lipoproteínas e sintetiza gorduras a partir de proteínas e hidratos de carbono (Guyton e Hall, 2006). No metabolismo das proteínas, o fígado desamina os aminoácidos, forma ureia, sintetiza proteínas plasmáticas e converte certos aminoácidos noutros aminoácidos. O fígado é o principal local de armazenamento de glicogénio, vitaminas A, D e B_{12} e sangue (Shier *et al,* 2010).

O fígado armazena o importante mineral ferro no corpo humano (Kalyani, 2004). O fígado sintetiza sais biliares que são utilizados no intestino delgado para a emulsificação e absorção de lípidos. O fígado converte o precursor da vitamina D, que é fabricado na pele ou pode ser absorvido no intestino, num produto intermediário que pode ser ativado pelo rim. O rim é o órgão que finalmente forma a vitamina D e esta vitamina D é a hormona que regula os níveis de cálcio no sangue (Kumar, 2004). O fígado desempenha um papel importante na excreção da bilirrubina. A bilirrubina, derivada do heme dos glóbulos vermelhos envelhecidos, é absorvida pelo fígado a partir do sangue e segregada na bílis (Tortora e Derrickson, 2012). O fígado é o principal local de hematopoiese no feto, começando por volta da quarta a quinta semanas de gestação e atingindo o pico no início do terceiro trimestre. A população de células hematopoiéticas diminui rapidamente nos primeiros 2 meses de vida (Robert *et al.,* 2011).

As aminotransferases séricas incluem principalmente a alanina aminotransferase (ALT) e a aspartato aminotransferase (AST). São normalmente referidas como "enzimas hepáticas", porque estão presentes em abundância nos hepatócitos, catalisando a transferência de grupos amino para gerar produtos na gluconeogénese e no metabolismo dos aminoácidos (Lee *et al.,* 2008). As aminotransferases séricas, também chamadas transaminases, são os marcadores mais sensíveis de lesão hepatocelular aguda e têm sido utilizadas para identificar doenças hepáticas desde a década de 1950 (Wroblewski, 1959). A alanina aminotransferase localiza-se principalmente no fígado, mas a aspartato aminotransferase está presente numa grande variedade de tecidos (Rosen e Keefe, 2000). Os aumentos nos valores séricos das aminotransferases reflectem quer danos nos tecidos ricos nestas enzimas, quer alterações na permeabilidade da membrana celular que permitem a fuga de ALT e AST para o soro.

A necrose dos hepatócitos não é necessária para a libertação de aminotransferases e o grau de elevação das aminotransferases não está correlacionado com a extensão da lesão hepática (Strauss, 2001). As aminotransferases distribuem-se no plasma e no líquido intersticial e as suas semi-vidas são medidas em dias. A atividade da ALT e da AST em qualquer momento reflecte a velocidade relativa com que entram e saem da circulação. São eliminadas pelas células do sistema reticulo-endotelial, sendo a AST eliminada mais rapidamente do que a ALT (Burgert *al.,* 2006*)*.

A alanina aminotransferase é também conhecida como alanina transaminase. A ALT é puramente citoplasmática e catalisa a reação de transaminação (Mauro et *al*., 2006). O nome sistemático da alanina aminotransferase é L -alanina; 2-oxiglutarato aminotransferase (Moran et *al.,* 2012). A alanina aminotransferase sérica (ALT) é uma enzima citosólica que catalisa a transferência de um grupo amino da alanina para o cetoglutarato para formar ácido pirúvico e glutamato, respetivamente, e é o marcador mais utilizado para a lesão hepatocelular (Kunde *et al.* ,2005). A ALT, uma enzima citosólica, encontra-se nas suas concentrações mais elevadas no fígado e é mais específica do fígado (Pratt e Kaplan, 2000). A alanina aminotransferase está distribuída em muitos tecidos, sendo a sua concentração mais elevada no fígado. É considerada como a enzima mais específica das transferases. As aplicações clínicas dos ensaios de alanina aminotransferase limitam-se principalmente à estimativa de doenças hepáticas (Bishop *et al.,* 2011).

A ALT encontra-se em menor quantidade nos músculos, no coração, nos rins e no pâncreas. Em geral, encontram-se níveis baixos de ALT no sangue, mas se houver lesão hepática devido a qualquer doença, a ALT é libertada pelo fígado na corrente sanguínea, o que faz com que os níveis de ALT subam acentuadamente. Os níveis de ALT são utilizados para identificar doenças hepáticas, especialmente hepatite e cirrose, causadas por lesões recentes ou graves do fígado, como hepatite viral, e níveis ligeiramente elevados de ALT indicam doenças crónicas que afectam o fígado, como a cirrose.

Muitas vezes, o valor da ALT é utilizado juntamente com o resultado da análise da AST para prever a gravidade das doenças hepáticas e pode ajudar-nos a determinar se existem danos no fígado relacionados com o abuso de álcool ou devido a outras razões (Chernecky e Berger, 2008). O nível de alanina aminotransferase é específico para doenças hepáticas. Mas é particularmente elevado em condições que causam necrose celular, como a hepatite viral grave, a lesão tóxica e o colapso circulatório prolongado (Harvey *et al.,* 2011). O teste da alanina aminotransferase é utilizado para avaliar a gravidade de infecções agudas de perturbações gastrointestinais, principalmente hepatite (Chatterjea *et al.,* 2007). A medição da concentração sérica de ALT é utilizada como um primeiro teste de rastreio para a deteção de doenças hepáticas (Saito *et al.,* 2009). A ALT é frequentemente utilizada para monitorizar o tratamento de pessoas com doença hepática, para verificar se o tratamento está a resultar, e pode ser pedida isoladamente ou em conjunto com outros testes para este fim (Huang e Hu, 2006). A concentração sérica de ALT pode estar intimamente associada à síndrome metabólica (Inoue *et al.,* 2011). Um estudo recente demonstrou que o consumo de café e cafeína reduz o risco de uma atividade elevada da ALT sérica em caso de consumo excessivo de álcool, hepatite viral, sobrecarga de ferro, excesso de peso e metabolismo da glicose comprometido (Everhart e Ruhl, 2005). O nível normal de ALT no soro é de 7-56 UI/L (Diana, 2007). Os valores normais para as aminotransferases no soro variam muito entre laboratórios, mas os valores que estão a ganhar aceitação geral são <30 UI/L para os homens e <19 UI/L para as mulheres (Burgert *al.,* 2006*)*.

Quase todas as doenças hepáticas podem estar associadas a níveis de ALT 5 a 15 vezes superiores ao normal. O maior risco associado a um teste de ALT é a hemorragia. Níveis ligeiramente elevados de ALT, geralmente inferiores a 300 UI/L, podem indicar qualquer tipo de doença hepática. Níveis acima de 1.000 UI/L indicam, em geral, lesões hepáticas extensas causadas por medicamentos e hepatites virais. Uma ALT brevemente elevada acima de 1.000 UI/L que se resolve em 24-48 horas pode indicar um bloqueio do ducto biliar. Níveis mais moderados de ALT (300-1.000 UI/L) podem apoiar o diagnóstico de hepatite aguda ou crónica. A precaução mais importante é limpar o local da punção venosa com álcool. Os efeitos secundários mais comuns de um teste de alanina aminotransferase são pequenas hemorragias e nódoas negras (McGhee, 2008).

A aspartato aminotransferase sérica pertence à classe das transferases. É vulgarmente conhecida como transaminase e a sua função é a transferência de um grupo amino entre o aspartato e o ácido a-ceto. Em terminologia mais antiga, era também designada por transaminase glutâmico-oxaloacética sérica (SGOT) (Bishop *et al.*, 2011). A AST encontra-se em isoenzimas citosólicas e mitocondriais e está presente principalmente no fígado, no músculo cardíaco, no músculo esquelético, no rim, no cérebro, no pâncreas, no pulmão, nos leucócitos e nos eritrócitos (Pratt e Kaplan, 2000). Normalmente, encontram-se no sangue níveis baixos de AST (dentro dos valores normais), mas quando os tecidos do corpo ou um órgão como o coração ou o fígado estão doentes ou danificados, é libertada uma maior quantidade de AST na corrente sanguínea. A quantidade de AST libertada para a corrente sanguínea está diretamente relacionada com a extensão da lesão dos tecidos do fígado.

Após uma lesão grave dos tecidos, os níveis de AST aumentam em 6 a 10 horas e permanecem elevados durante cerca de 4 dias. Os níveis de aspartato aminotransferase são utilizados para identificar doenças do fígado, como a hepatite e a cirrose. Os níveis mais elevados de aspartato aminotransferase são causados por lesões hepáticas graves, como a hepatite causada por uma infeção viral (Fischbach e Dunning, 2009). As formas citosólica e mitocondrial da AST são verdadeiras isoenzimas e imunologicamente distintas (Green e Flamm, 2002). Quase 80% da atividade da AST no fígado humano provém da isoenzima mitocondrial, ao passo que a maior parte da atividade da AST circulante em pessoas normais provém da isoenzima citosólica (Friedman *et al.*, 2003). A concentração intracelular de AST pode ser 7.000 vezes superior à concentração extracelular. A isoenzima citoplasmática é a forma predominante no soro. Nas doenças que produzem necrose celular, a forma mitocondrial pode estar significativamente aumentada (Bishop *et al.*, 2011).

A AST é também um auxiliar importante no diagnóstico de doenças hepáticas. É utilizada com a alanina aminotransferase para monitorizar a evolução de várias doenças hepáticas. A hepatite crónica é, por vezes, a causa da elevação da AST. Os valores de AST estão moderadamente elevados na hepatite viral aguda. Os níveis de AST podem aumentar para mais de 20 vezes o valor normal. Em caso de cirrose, o nível de AST está relacionado com a quantidade de inflamação ativa do fígado. Em quase todas as formas de necrose hepática aguda, como na hepatite viral, encontram-se elevações impressionantes da AST (400-4000 UI/L). A elevação moderada da AST é observada na iterícia, na cirrose e no carcinoma metastático (Pagana *et al.*, 2009).

Em doentes alcoólicos, mesmo doses moderadas do analgésico acetaminofeno causaram elevações extremas. A elevação moderada da AST é observada na iterícia, na cirrose e no carcinoma metastático. A atividade da AST é estável no soro durante 3 a 4 dias a temperaturas refrigeradas (Bishop *et al.*, 2011). O valor normal do nível sérico de AST é de 0-35 UI/L (Diana, 2007).

Os níveis séricos de AST tornam-se elevados oito horas após a lesão celular, atingem o pico em 24-36 horas e tornam-se normais em três a sete dias. Se a lesão celular for crónica, os níveis de AST permanecerão elevados. Os factores de risco para a dosagem de aspartato aminotransferase são mínimos, mas podem incluir hemorragia ligeira no local de colheita de sangue e sensação de tonturas após a punção venosa (Scott *et al.,* 2007). Os efeitos secundários mais comuns de uma análise da AST são hemorragias ligeiras e nódoas negras (Price, 2007). A bilirrubina é um composto hidrofóbico e potencialmente tóxico. Trata-se de um tetrapirrol que é um produto final da degradação do heme (Fevery, 2008).

Um adulto saudável produz aproximadamente 4 mg/kg de bilirrubina por dia. Os estudos demonstraram que 70% a 80% da bilirrubina é derivada da degradação da hemoglobina dos eritrócitos senescentes e que um componente menor resulta da destruição prematura de eritrócitos recém-formados na medula óssea ou na circulação. A decomposição do heme em bilirrubina é um processo em duas fases. Em primeiro lugar, o heme é convertido em biliverdina pela heme oxigenase e, durante a segunda fase, a biliverdina é rapidamente convertida em bilirrubina pela proteína citosólica biliverdina redutase. A bilirrubina circula no plasma fortemente ligada à albumina, mas de forma não covalente. A excreção da bilirrubina requer a conversão em conjugados solúveis em água pelos hepatócitos e a subsequente secreção na bílis (Wang *et al.,* 2001).

A concentração normal de bilirrubina no soro dos adultos é inferior a 1 a 1,5 mg/dL. Em geral, quando a concentração de bilirrubina no soro excede os 3 mg/dL, é registada iterícia. Em pessoas saudáveis, a maior parte da bilirrubina circula na sua forma não conjugada e menos de 5% da bilirrubina circulante está presente na forma conjugada (Kamath e Kim, 2007). A bilirrubina actua como um precursor e um produto do metabolismo hepático. As análises ao sangue que medem o nível de bilirrubina indicam a gravidade da doença hepática, mas não as suas causas. Os níveis de bilirrubina têm significado prognóstico na hepatite alcoólica, na cirrose biliar primária e na insuficiência hepática aguda. A bilirrubina conjugada tem um valor diagnóstico limitado. A bilirrubina conjugada é excretada na urina; os níveis de bilirrubina raramente excedem 510 iimol/l na ausência de insuficiência renal ou hemólise (Feldman *et al.,* 2002). A bilirrubina total no soro ou no plasma situa-se entre 3 e 15 pmol/l e as suas concentrações são significativamente mais elevadas nos homens do que nas mulheres. Na hiperbilirrubinemia não conjugada, os níveis situam-se entre 17 e 70 pmol/L, devido a um aumento da produção de bilirrubina, a um transporte deficiente da bilirrubina para os hepatócitos e a uma conjugação defeituosa da bilirrubina nos hepatócitos (Kamath e Kim, 2007).

A inflamação do fígado é designada por hepatite (Seeger e Mason, 2000). A hepatite C já infectou cerca de 200 -350 milhões de pessoas em todo o mundo e infecta mais 3-4 milhões de pessoas por ano (Ryan e Ray, 2004). Mais de 10 milhões de pessoas sofrem de VHC no

Paquistão, o que corresponde a 6% da população paquistanesa total, com elevada morbilidade e mortalidade (Idrees *et al.*, 2008). Foi registada a prevalência do VHC em algumas outras cidades do Paquistão. Foi de 16% em Lahore, 20,6% em Faisalabad e 23,8% em Gujranwala (Ahmad *et al.*, 2007). No Paquistão, o genótipo predominante do VHC é o genótipo 3 e a sua prevalência é de 75-90%, dos seis genótipos conhecidos do VHC (Hamid *et al.*, 2003). A principal causa de doença hepática crónica (DHC) é a hepatite C crónica (CHC) (Alter *et al.*, 2000). A hepatite C causa doença hepática progressiva, cirrose e cancro primário do fígado (Mouqadus *et al.*, 2013). Pertence à família Flaviviridae e é um vírus de ARN de cadeia longa (Lindenbach *et al.*, 2001). De acordo com um estudo realizado no Paquistão, presume-se que 10 milhões de pessoas estejam infectadas com o VHC (Hamid *et al.*, 2004). O período de incubação da infeção pelo VHC é de 12 a 27 semanas, de acordo com os estudos mais recentes, no entanto, 80 a 90% dos casos ocorrem no espaço de 5 a 12 semanas após a transfusão (Lok *et al.*, 2001).

Os principais factores de risco para a transmissão do VHC são o sangue infetado, os fluidos corporais derivados do sangue, a utilização de seringas contaminadas, os procedimentos dentários e o abuso de drogas (Grobusch *et al.*, 1999). Estudos demonstraram que alguns doentes com hepatite C aguda desenvolvem sintomas como perda de apetite, dores abdominais, comichão, iterícia e sintomas semelhantes aos da gripe (Wilkins *et al.*, 2010). É possível ter hepatite C durante muitos anos sem apresentar sintomas. É por esta razão que a doença tem sido designada como um assassino silencioso. Se os sintomas surgirem, o mais provável é que o doente apresente: dor e sensibilidade na zona do fígado, dores nas articulações e nos músculos, perda de peso, depressão e fadiga. Nas pessoas que desenvolvem sintomas, o período de tempo médio entre a exposição e o início dos sintomas é de 4 a 12 semanas (Springer, 2011). O papel dos meios de comunicação social impressos e electrónicos é muito importante na sensibilização para a hepatite (Akhtar e Rozi, 2009). O principal agente patogénico da cirrose hepática, do carcinoma hepatocelular (CHC) e da hepatite é o vírus da hepatite C (VHC) (Shepard *et al.*, 2005).

No entanto, não é obrigatório efetuar uma biópsia hepática para iniciar o tratamento da hepatite C (Poynard *et al.*, 2004). O vírus da hepatite C (VHC) foi descoberto em 1989 como o principal agente causador da hepatite não A, não B (Choo *et al.*, 1989). O principal problema de saúde a nível mundial é a infeção pelo vírus da hepatite B (VHB) (Ali *et al.*, 2011), que se encontra na Ásia, em África, no sul da Europa e na América Latina (Li *et al.*, 2010). Cerca de 2 mil milhões de pessoas estão infectadas com o VHB em todo o mundo (Paraskevis *et al.*, 2002) e 400 milhões sofrem de infeção crónica pelo VHB em todo o mundo (Alam *et al.*, 2007). O Paquistão é altamente endémico em relação ao VHB (Noorali *et al.*, 2008)

Cerca de nove milhões de pessoas estão infectadas com o VHB (Hakim *et al.*, 2008) e 3% são portadores crónicos do VHB (Khan *et al.*, 2011). A taxa de infeção pelo vírus da hepatite B tem vindo a aumentar de dia para dia (Ali *et al.* 2011). Pode transmitir-se através do sangue, soro, fluidos corporais, sémen, saliva e sobrevive durante vários dias em sangue seco, agulhas, seringas e lâminas de barbear (Workowski e Berman, 2006).

Esta infeção leva à cirrose e continua a ser uma das principais causas de carcinoma hepatocelular em muitas partes do mundo em desenvolvimento (McMahon, 2004). Um milhão de mortes por ano em todo o mundo resulta da hepatite B (Gish e Gadano, 2006). Os doentes com hepatite B devem ser considerados para tratamento se forem registados níveis persistentemente elevados de ALT (Abbas *et al.*, 2010). A doença hepática crónica (DHC) resulta de uma lesão inflamatória do fígado, que se mantém durante seis ou mais meses sem resolução completa. A DCL actua como um espetro de doenças como a hepatite crónica, a cirrose hepática e o CHC (Laraba *et al.*, 2010).

A doença hepática gorda não alcoólica (NAFLD) é uma entidade clínico-histopatológica (Uzma *et al.*, 2008). Representa a manifestação hepática da síndrome metabólica (Sanyal, 2002). Segundo consta, cerca de 47 milhões de indivíduos nos EUA sofrem de síndrome metabólica e mais de 80% desses indivíduos têm DHGNA (Marchesini *et al.*, 2003). A doença hepática gorda não alcoólica é referida como uma causa de doença hepática em fase terminal e está associada a taxas mais elevadas de carcinoma hepatocelular, transplante hepático e morte (McCullough, 2002). Foi diagnosticada como estando presente em doentes com ALT elevada na presença de fígado gordo. Os níveis médios de ALT e AST eram de 87 UI/L e 71 UI/L. Estudos recentes referem que a obesidade, a hepatomegalia e a diabetes são caraterísticas comuns da NAFLD (Khurram *et al.*, 2004). A cirrose hepática é um problema de saúde comum em todo o mundo (Taseer *et al.*, 2010).

Nos países ocidentais, o consumo de álcool é uma causa comum de cirrose hepática, enquanto no Paquistão os vírus da hepatite B e da hepatite C estão mais frequentemente associados à cirrose (Qureshi *et al.*, 2010). A fase final das doenças crónicas do fígado é a cirrose hepática (Ampurdanes e Bruguera, 2002). Num estudo, foi referido que 15% das pessoas cronicamente infectadas desenvolvem cirrose hepática no prazo de 20 anos (Wiese *et al.*, 2005). Estima-se que 33% dos doentes desenvolvem cirrose em menos de 20 anos (Serra, 2006). É uma doença silenciosa, a maioria dos doentes tem sintomas inespecíficos até ocorrer a descompensação, mas pode começar com sintomas relacionados com complicações do fígado (Sagnelli *et al.*, 2005). A cirrose hepática é uma das principais causas de mortalidade na população paquistanesa e a principal causa de internamento nos nossos hospitais. No Paquistão e noutros países em desenvolvimento, onde o custo dos cuidados de saúde sempre foi um problema, a cirrose e as suas complicações são um problema de saúde importante e representam um grande desafio para a economia da saúde (Thalheimer *et al.*, 2005). A iterícia pode ocorrer devido a uma doença hepática. A iterícia é uma coloração amarelada no branco dos olhos e também na pele de pessoas com pigmentação clara. A medição da bilirrubina sérica é muito frequente no berçário dos recém-nascidos (Newman *et al.,* 1990). Dois componentes da bilirrubina sérica total podem ser medidos por rotina, ou seja, a bilirrubina conjugada e a bilirrubina não conjugada. A elevação da bilirrubina conjugada e da bilirrubina não conjugada pode resultar em iterícia (Kirk, 2008). Basicamente, a iterícia tem apenas duas causas: aumento da produção ou diminuição da excreção de bilirrubina quando o nível de bilirrubina sérica total está elevado (Ahlfors *et al.,* 2007). A bilirrubina deposita-se na pele devido a uma quantidade anormalmente elevada no sangue. Na iterícia hemolítica, os glóbulos vermelhos são degradados em quantidades anormalmente elevadas.

OBJECTIVOS

Os principais objectivos são:

- Avaliar as alterações nos níveis de aminotransferase sérica e bilirrubina em doentes hepáticos.

- Para descobrir o significado clínico dos níveis de alanina aminotransferase, aspartato aminotransferase e bilirrubina em doentes hepáticos.

- Estimar a relação entre as actividades da alanina aminotransferase e da aspartato aminotransferase em doentes hepáticos.

CAPÍTULO 2. REVISÃO DA LITERATURA

Sherman (1991) referiu que os ensaios de aminotransferases séricas são os testes laboratoriais mais importantes para a deteção de doenças hepáticas. Estes testes de enzimas hepáticas são frequentemente utilizados para despistar doenças hepáticas como o fígado gordo e a hepatite (Bums *et al.,* 1996). De acordo com Williams e Hoofnagle (1988), a ALT é mais frequentemente elevada do que a AST na lesão crónica dos hepatócitos, principalmente na cirrose. No entanto, à medida que a fibrose progride, as actividades da ALT diminuem tipicamente e o rácio entre a AST e a ALT aumenta gradualmente, de modo que, na altura em que a cirrose está presente, a AST é frequentemente mais elevada do que a ALT .

Gopal e Rosen (2000) referiram que a ALT e a AST estão altamente concentradas no fígado, mas a ALT é um indicador mais específico de lesão hepática, sendo que, em condições normais, ambos os níveis são inferiores a 30 U/L. Mohammadi *et al* (2005) referiram que a maioria dos doentes com níveis de ALT normais ou quase normais apresenta uma progressão lenta da doença e lesões hepáticas mais ligeiras na histologia. A biopsia hepática é substituída por marcadores bioquímicos não invasivos autenticados em muitos países. Giboney (2005) sugeriu que a medição da ALT sérica é um instrumento de rastreio sensível para a doença hepática crónica. loannou *et al* (2005) salientaram que o ensaio da aminotransferase sérica é um instrumento de rastreio sensível para a deteção de doenças hepáticas. De acordo com Giannini *et al* (2005), as aminotransferases séricas são as duas principais categorias de enzimas hepáticas que estimam a lesão hepatocelular.

Barlow (2007) provou que o rastreio de doenças hepáticas crónicas é mais frequentemente efectuado utilizando a atividade da alanina aminotransferase (ALT) sérica. O estudo mais recente de Ozer *et al* (2010) confirmou que a atividade sérica da alanina transaminase (ALT) é amplamente utilizada como referência primária para a estimativa e a identificação de doenças hepáticas induzidas por medicamentos. Michielsen *et al* (1997) verificaram que, nas aminotransferases séricas, a aspartato aminotransferase é mais útil do que a alanina aminotransferase como indicador da gravidade histológica da doença. De acordo com estudos da Associação Gastroenterológica Americana (AGA), 1 a 4 por cento da população assintomática pode ter valores elevados de química hepática sérica (Green e Flamm, 2002).

Sanai *et al* (2008) provaram que a ALT sérica é o marcador não invasivo mais frequentemente investigado numa série de estudos. Os trabalhos de investigação recentes destacaram o mecanismo real das aminotransferases, tanto a ALT como a AST séricas são libertadas dos hepatócitos danificados para o sangue e as suas actividades têm sido amplamente reconhecidas como ferramentas eficazes para detetar doenças hepáticas (Lee *et al.,* 2010). Kumar *et al* (2005) verificaram que o nível de alanina aminotransferase aumenta sempre devido a danos hepatocelulares e é geralmente acompanhado por um aumento da AST e da

ALP. No estudo de Wieckowska *et al* (2007), sugeriu-se que a alanina aminotransferase é frequentemente utilizada para monitorizar o tratamento de pessoas com doença hepática, para verificar se o tratamento está a resultar e pode ser pedida isoladamente ou em conjunto com outros testes para este fim. Dufour *et al* (2000) referiram que os níveis sanguíneos de ALT estão elevados na hepatite viral e noutras formas de doença hepática associadas à necrose hepática, mesmo antes de aparecerem os sinais e sintomas clínicos da doença, como a iterícia.

De acordo com Jacobs e Demott (2001), as doenças hepáticas são avaliadas pelos níveis de AST. Os níveis elevados de aspartato aminotransferase são encontrados na hepatite aguda, na necrose hepática e no cancro do fígado. Hollinger e Liang (2001) referiram que o diagnóstico da hepatite é efectuado através da avaliação bioquímica dos testes de função hepática. A avaliação laboratorial inicial deve incluir os níveis totais de alanina aminotransferase. Tanaka *et al* (2000) provaram que a hepatite viral crónica pode ser confirmada ou estimada de forma fiável através de uma análise ao sangue relativamente barata. No estudo mais recente, Weber *et al* (2008) sugeriram que, para uma melhor estimativa das doenças virais, especialmente da hepatite viral, as aminotransferases séricas são a primeira preferência devido à sua fiabilidade e baixo custo.

Kuntz e Kuntz (2006) referiram que a ALT elevada é o indicador mais sensível de lesão hepatocelular. A elevação da ALT como enzima de rastreio foi demonstrada em 81% de 520 doentes com doenças hepáticas muito diferentes. Vários estudos mostraram que o género masculino apresenta um risco mais elevado de elevação da alanina aminotransferase (ALT) em estudos epidemiológicos anteriores (Bonito *et al.,* 2009). Toyoda *et al* (2004) provaram que, em doentes mais jovens, os níveis séricos de ALT eram mais elevados nos homens com doença mais ligeira do que nas mulheres, mas, em doentes mais velhos, a ALT era mais elevada com doença hepática grave. Ahmed e Keeffe (2004), num estudo de investigação, sublinharam a importância das aminotransferases séricas e provaram que um nível elevado de alanina transaminase (ALT) é um indicador de necrose hepatocelular e actua como um marcador alternativo de lesão hepática. A maioria dos doentes com HCV crónico tem níveis elevados ou flutuantes de ALT sérica e estes doentes apresentam geralmente provas histológicas de inflamação ativa e fibrose. Giannini *et al* (2003) referiram que níveis elevados de ALT sérica e AST sérica indicam doença hepática em 25-30% dos doentes com hepatite C crónica. Kobayashi *et al* (2000) sugeriram que existe uma relação linear entre a ALT sérica e o quadro histológico em doentes tratados com hepatite C crónica. Vários estudos sugeriram que os níveis moderadamente elevados de aminotransferase sérica são típicos de hepatite aguda ou crónica, hepatite viral e autoimune, hepatite induzida por drogas e hepatite alcoólica, enquanto se observam elevações ligeiras no fígado gordo, esteato-hepatite não alcoólica, toxicidade de drogas e hepatite C crónica (Katkov *et al.,* 1991).

Patwardhan *et al* (1987) referiram que os níveis séricos de AST e ALT podem estar ligeiramente elevados na cirrose, nas doenças hepáticas colestáticas e nas neoplasias hepáticas. De acordo com Orland *et al* (2001), os níveis de aminotransferase sérica atingem o pico normalmente no primeiro mês após a exposição e excedem 1000 UI/L em quase 20% dos casos, seguindo geralmente um padrão flutuante durante os primeiros meses. Burke (2002) referiu que os níveis séricos de enzimas hepáticas como a alanina aminotransferase (ALT) e a aspartato aminotransferase (AST) foram analisados para estimar os danos causados ao fígado. A elevação da ALT e da AST foi associada a vários graus de danos nas células hepáticas. Gebo *et al* (2002) referiram que um nível elevado de ALT é indicativo de danos hepatocelulares, necrose das células hepáticas e lesão hepática com VHC crónico e que todos os doentes com alanina aminotransferase sérica elevada devem ser submetidos a uma medição da aspartato aminotransferase sérica.

Hajeer *et al* (2004) demonstraram que a hepatite C crónica é melhor diagnosticada através de níveis séricos persistentemente elevados de alanina aminotransferase e amino aspartato. Toyoda *et al* (2004) referiram que a idade, o sexo e a fibrose hepática influenciam de forma independente os níveis séricos de ALT em doentes com hepatite C crónica. Lok *et al* (2005) descreveram que as aminotransferases séricas funcionam como um marcador bioquímico de lesão das células hepáticas e são as enzimas hepáticas mais sensíveis e amplamente utilizadas. Mohan (2005) referiu que a maior elevação das aminotransferases séricas, cerca de 3-10 vezes superior ao normal, ocorre na obstrução do trato biliar. O aumento ligeiro a moderado das aminotransferases séricas é registado em doenças parenquimatosas do fígado, como a hepatite, a cirrose e a doença hepática metastática.

Armstrong *et al* (2006) referiram que os níveis de alanina aminotransferase (ALT) sérica estão normalmente elevados em doentes com infeção crónica pelo VHC. Shiffman *et al* (2006) revelaram que a anomalia laboratorial mais comum observada na infeção crónica por hepatite C é uma atividade isolada e elevada da ALT, devido à sua libertação na corrente sanguínea em resultado da lesão das células hepáticas. Por conseguinte, serve como um indicador bastante específico do estado do fígado e em 20% dos casos. Tsang *et al* (2006) verificaram que, nos doentes positivos para o VHC, os níveis mais elevados de AST foram encontrados na cirrose hepática, na hepatite viral aguda, na hepatite tóxica e na iterícia obstrutiva. A ALT sérica continua a ser o teste mais acessível para monitorizar a infeção viral crónica da hepatite C. Akkaya *et al* (2007) referiram que os doentes com elevações mínimas da ALT devem ser avaliados quanto à presença de hepatite crónica. Torres e Harrison (2007) sublinharam que as elevações da alanina aminotransferase (ALT) e da aspartato aminotransferase (AST) são tipicamente ligeiras quando comunicadas e não são normalmente superiores a quatro vezes o limite superior do normal. Nos adolescentes, os factores de risco conhecidos para a elevação da alanina aminotransferase (ALT) são as infecções virais por hepatite (Yen *et al.,* 2008). Walter *et al* (2008) referiram que os níveis de aminotransferases séricas, tanto a ALT como a

AST, aumentam no padrão de hepatite aguda e no padrão de doença hepática crónica.

Bhatty *et al* (2009) referiram que a alanina aminotransferase (ALT) sérica elevada foi utilizada como marcador para a biópsia hepática e o tratamento de doentes com hepatite C crónica (CHC). Calvaruso e Crax (2009) referiram que a elevação das aminotransferases séricas acima da gama de valores normais é a caraterística mais frequente da hepatite aguda ou crónica. Krugman *et al* (1997) sugeriram que existia uma correlação significativa entre a ALT elevada e a hepatite viral aguda. A alanina aminotransferase é um protocolo de rastreio específico para o teste da hepatite viral aguda. A maioria dos doentes com níveis anormais de ALT mostrou evidência de positividade para o HBsAg. Isto indica a utilidade destas enzimas como um rastreio antes do teste da hepatite viral crónica ou aguda. Theal *et al* (1996) referiram que a hepatite B era uma causa comum de testes de função hepática elevados. Hadziyannis e Vassilopoulos (2001) referiram que a fase imuno-reactiva da hepatite B é estimada principalmente pela elevação da ALT. Kadir *et al* (2007) verificaram que, em doentes hepáticos, a causa comum de níveis elevados de ALT é a hepatite B crónica. Em vários estudos, provou-se que os doentes com níveis normais de ALT têm geralmente hepatite crónica ligeira com progressão lenta ou ausente para cirrose (Weigand *et al.,* 2009).

Ajay *et al* (2009) sugeriram que a despistagem da hepatite através da estimativa das enzimas hepáticas, especialmente das aminotransferases séricas, pode ser uma investigação inicial de rastreio. Pode minimizar consideravelmente o custo da gestão das doenças hepáticas sem comprometer a qualidade dos cuidados, na hepatite aguda ou crónica. Quando os doentes apresentam sinais e sintomas de hepatite crónica ou aguda, é necessário rastrear os níveis de ALT antes de realizar estudos de marcadores virais. Amina *et al* (2010), no Paquistão, referiram que muitas autoridades de saúde se baseiam na elevação persistente da ALT e da AST séricas como indicador para iniciar a terapêutica antivírica. A biópsia hepática não é efectuada como instrumento de diagnóstico obrigatório para diagnosticar as doenças hepáticas. Shahat *et al* (2012) provaram que os níveis de enzimas hepáticas, especialmente as aminotransferases séricas, estavam significativamente elevados em doentes infectados com VHC e os níveis mais elevados foram encontrados no grupo de VHC de título elevado. Por outro lado, verifica-se um aumento ligeiro destes parâmetros no grupo de VHC moderado.

Mirza *et al* (2012) provaram que os níveis mais elevados de ALT sérica podem apontar para uma inflamação hepática grave devido à infeção pelo VHC e que a biópsia hepática não é efectuada por rotina, pelo que o aumento do nível de ALT sérica é significativo no diagnóstico da inflamação hepática. Mustafa *et al* (2012) referiram que as enzimas hepáticas que se encontravam elevadas no soro de doentes com VHC para além dos valores de referência foram reduzidas para limites normais após o tratamento. Sunil *et al* (1998) concluíram que a análise dos níveis de ALT e AST é um componente importante para orientar a avaliação diagnóstica e avaliar um doente com hepatite C crónica. A relação AST/ALT é altamente específica e preditiva (100%) de cirrose em doentes com infeção crónica pelo VHC. A relação AST/ALT média em doentes com infeção crónica pelo VHC com cirrose foi significativamente mais elevada do que em doentes sem cirrose.

Nalpas *et al* (1986) sugeriram que o rácio entre a AST mitocondrial e a AST total pode ser útil no diagnóstico de doenças hepáticas específicas. Sorbi *et al* (1999) verificaram que o rácio AST/ALT é inferior ou igual a 1 no caso do HCV e que este rácio é superior a 2, o que é caraterístico da hepatite alcoólica. Sheth *et al* (1998) verificaram que, na doença hepática gorda não alcoólica, o rácio AST/ALT é tipicamente inferior a 1,0 na ausência de fibrose na biopsia hepática. Imperiale *et al* (2000) verificaram que o rácio AST/ALT é normalmente inferior a 1 na hepatite viral e que este rácio aumenta frequentemente, mas não é invariavelmente superior a 1 à medida que a cirrose se desenvolve. Fahim *et al* (2000) referiram que a relação AST/ALT é elevada na infeção por HCV com cirrose hepática descompensada e em doentes com hepatite C crónica com níveis elevados de ALT. O rácio AST: ALT de ≥ 1 é muito específico para a presença de cirrose (Zechini *et al.*, 2007).

Waqas *et al* (2011) referiram que o rácio entre a ALT e a AST aumentava nos doentes com VHB. Hanley *et al* (2005) referiram que o rácio entre a aspartato aminotransferase e a alanina aminotransferase pode fornecer informações sobre a etiologia da doença hepática. Imperiale *et al* (2000) verificaram que o rácio entre a aspartato aminotransferase e a alanina aminotransferase é muito significativo em doenças hepáticas que não a hepatite. O rácio AST/ALT é um parâmetro conhecido que tem sido utilizado para prever a presença de fibrose e cirrose significativas numa parte dos doentes. Sorbi *et al* (1999) verificaram que o rácio de AST: ALT >2 na doença hepática alcoólica e os valores <1 são sugestivos de NAFLD. Este rácio excede 1,0 em alguns doentes com cirrose. Stranges *et al* (2004) provaram que as enzimas hepáticas são habitualmente utilizadas na avaliação de doentes com uma série de doenças; em doentes com doença hepática alcoólica, o rácio AST: ALT é >1 em 92% dos doentes e este rácio é >2 em 70%. Kazmi *et al* (2008) provaram que os rácios elevados de AST/ALT reflectem a gravidade da hepatite ou da doença hepática subjacente. Rockey *et al* (2009) referiram que o rácio de AST/ALT >1 é indicativo de cirrose hepática, mas a sua ausência não exclui a cirrose. Lukac *et al* (2007) verificaram que existe uma correlação significativa entre os níveis elevados de ALT e o grau da doença e o estádio de fibrose.

Montano *et al* (2009) sugeriram que os níveis persistentemente elevados de transaminases, apesar do tratamento, indicam um risco elevado de progressão da doença para cirrose e carcinoma hepatocelular. Ratziu *et al* (2010) sugeriram que os pacientes que têm níveis elevados de aminotransferase, 43-55% têm esteatohepatite histológica, e estes pacientes estão em maior risco de progredir para cirrose.Os estudos epidemiológicos mais recentes destacaram as associações entre níveis anormalmente elevados de enzimas hepáticas, riscos e mortalidades de muitas doenças (Kumada *et al.,* Day e James (1998) descobriram que a doença hepática gorda não alcoólica (NAFLD) é a doença hepática mais comum em que foram registados níveis elevados de ALT. Clark *et al* (2003) verificaram que a doença hepática gorda não alcoólica (NAFLD) é a causa mais comum de elevações inexplicáveis das aminotransferases na população ocidental.

Tiikkainen *et al* (2003) verificaram que, entre as enzimas hepáticas, a concentração sérica de ALT estava muito mais associada ao desenvolvimento de doença hepática gorda não alcoólica (NAFLD) do que a AST. Westerbacka e Corner (2004) referiram que a ALT é o marcador de doença do fígado gordo. Kim *et al* (2004) demonstraram que apenas o nível de ALT estava significativamente associado à síndrome metabólica quando ambas as enzimas foram investigadas simultaneamente num único modelo de ensaio de aminotransferases séricas e tem sido amplamente utilizado para identificar a NAFLD e outras doenças hepáticas. Nannipieri *et al* (2005) destacaram uma associação entre a elevação da aminotransferase e a síndrome metabólica. Oh *et al* (2006) referiram que as concentrações de alanina aminotransferase estão altamente associadas à síndrome metabólica. Chang *et al* (2007) sugeriram que o nível de concentração sérica elevada de ALT estava intimamente associado ao fígado gordo, mesmo dentro do intervalo de referência normal habitualmente aceite. Esta é a razão pela qual mesmo uma ligeira elevação da concentração sérica de ALT pode refletir a fase inicial da síndrome metabólica.

Forlani *et al* (2008) descobriram que as aminotransferases séricas elevadas estão sistematicamente associadas à maioria dos parâmetros da síndrome metabólica. Paschos e Paletas (2009) referiram que foi proposto que a doença hepática gorda não alcoólica pode ser o componente hepático da síndrome metabólica. Onat *et al* (2006) demonstraram que as actividades das transaminases circulantes estão elevadas em doentes com síndrome metabólica. Eckel e Grundy (2005) provaram que a doença hepática gorda não alcoólica (DHGNA) actua como um espetro de doenças hepáticas frequentemente observadas com enzimas hepáticas elevadas como manifestação de fígado gordo. Sass *et al* (2005) referiram que os doentes com doença hepática gorda alcoólica e não alcoólica (NAFLD) apresentam uma elevação ligeira a moderada da concentração sérica de ALT. Kelishadi *et al* (2008), em crianças e adolescentes iranianos, referiram que a ALT e o fígado gordo têm uma associação significativa com os componentes da síndrome metabólica.

Tilley e Smith (2000) provaram que os níveis elevados de bilirrubina indicam uma obstrução do fluxo biliar ou um defeito no processamento da bílis pelo fígado. Se o nível de bilirrubina direta ou conjugada for baixo, mas a bilirrubina total for elevada, tal reflecte uma lesão das células hepáticas ou das vias biliares. Blackard *et al* (2008) referiram que os níveis de bilirrubina sérica são normalmente inferiores a 12 mg/dL em doentes que desenvolvem iterícia. Norton *et al* (2009) verificaram que o nível de bilirrubina sérica estava elevado e chegava a 20 mg/dL em doentes com hepatite viral aguda.

CAPÍTULO 3. MATERIAIS E MÉTODOS

Local de trabalho: O trabalho de investigação foi efectuado no Services Hospital Lahore e no Institute of Molecular Biology and Biotechnology, The University of Lahore.

Duração do estudo: O estudo foi concluído em seis meses, de 10 de novembro deth , 2012 a 10 de abril deth , 2013.

Tamanho da amostra: O trabalho experimental foi efectuado em cento e vinte doentes hepáticos e vinte controlos (indivíduos saudáveis) para comparações.

Recolha de amostras: As amostras de doentes hepáticos foram recolhidas na clínica de hepatite do Services Hospital Lahore.

Critérios de inclusão:

i. Doentes hepáticos

ii. Ambos os sexos

iii. Idade dos doentes superior a 11 anos

Critérios de exclusão:

i. Insuficiência respiratória, edema pulmonar, doenças cardíacas.

ii. Mulheres grávidas e lactantes.

iii. Dadores de sangue.

Procedimento de recolha de amostras: Para a recolha da amostra de sangue, a superfície da pele dos doentes foi limpa com anti-sético e foi colocada uma banda elástica (torniquete) à volta do braço para aplicar pressão e fazer com que as veias inchassem com sangue. Introduziu-se uma agulha numa veia (geralmente no braço, no interior do cotovelo ou nas costas da mão) a 35 a 45 ângulos e retiraram-se 10 ml de sangue, que foram recolhidos numa seringa de 10 ml. Após o procedimento, o elástico é retirado. Uma vez colhido o sangue, retira-se a agulha e cobre-se a zona com algodão ou uma ligadura para estancar a hemorragia. Depois disso, os 5 ml de sangue foram recolhidos num tubo esterilizado simples para análise da aminotransferase sérica e da bilirrubina. O tubo esterilizado simples foi deixado à temperatura ambiente durante mais de meia hora para coagular e, por fim, centrifugado a 4000 rpm durante 15 minutos. As fracções de soro separadas foram colocadas num analisador químico Hitachi 902 totalmente automatizado.

Procedimento de recolha de dados:

Cento e vinte doentes hepáticos que cumpriam os critérios de inclusão e exclusão foram incluídos neste estudo. Os doentes foram confirmados como hepáticos. Foi obtido o consentimento dos doentes e os seus dados demográficos foram registados. Foram avaliados os níveis de alanina aminotransferase, aspartato aminotransferase e bilirrubina sérica.

Análises bioquímicas:

A bilirrubina sérica, a alanina aminotransferase e a aspartato aminotransferase foram calculadas num analisador químico Hitachi 902 totalmente automatizado da Roche Diagnostics Germany.

(1) Alanina aminotransferase (ALT):

Princípio de ensaio:

$$\alpha\text{- ketoglutarate} + \text{L-alanine} \xrightleftharpoons{\text{ALT}} \text{L- glutamate} + \text{Pyruvate}$$

A ALT é uma enzima que catalisa esta reação de equilíbrio. O aumento do piruvato foi medido numa reação indicadora subsequente, catalisada pela lactato desidrogenase (LDH).

$$\text{Pyruvate} + \text{NADH} + H^{+} \xrightleftharpoons{\text{LDH}} \text{L- lactate} + \text{NAD}^{+}$$

Na segunda reação, o NADH [nicotinamida adenina dinucleótido-hidrogénio (reduzido)] foi oxidado em NAD (nicotinamida adenina dinucleótido). A taxa de diminuição do NADH (medida fotometricamente) era diretamente proporcional à taxa de formação de piruvato e, por conseguinte, à atividade da ALT (Bergmeyer *et al.*, 1986).

Tabela 1: Composição dos reagentes para a estimativa da ALT

Reagente 1	Tampão TRIS (125 mmol /L, pH 7,3) L-alanina (625mmol /L) NADH (0,23 mmol /L) LDH (microrganismo) ≥ 1,5 U/mL (25,0 μkat / L) Conservante
Reagente 2	Conservante α-cetoglutarato (94 mmol /L)

Cálculo:

O analisador Hitachi 902 calculou automaticamente a concentração do analito de cada amostra. Os resultados foram apresentados em UI/L.

Valor esperado:

Valor esperado de ALT nos homens: até 41 UI/L

Valor esperado da ALT nas mulheres: até 33 UI/L (Thefeld *et al.,* 1974).

(2) Aspartato aminotransferase (AST):

Princípio de ensaio:

$$\alpha\text{- ketoglutarate} + \text{L-aspartate} \xrightleftharpoons{AST} \text{L- glutamate} + \text{Oxaloacetate}$$

A enzima AST catalisa esta reação de equilíbrio. O aumento do oxaloacetato foi determinado numa reação indicadora catalisada pela malato desidrogenase (MDH).

$$\text{Oxaloacetate} + \text{NADH} + H^{+} \xrightleftharpoons{MDH} \text{L-malate} + \text{NAD+}$$

O NADH foi oxidado a NAD^{+} . A taxa de diminuição do NADH determinada fotometricamente era diretamente proporcional à taxa de formação de oxaloacetato e, por conseguinte, à atividade da AST (Bergmeyer *et al.,* 1986).

Quadro 2: Composição dos reagentes para a estimativa da AST

Reagente 1	Tampão TRIS (100 mmol /L, pH 7,8) L-aspartato (300 mmol /L) NADH (0,23 mmol /L) MDH (coração de suíno) ≥ 0,53 U/mL (8,83 µkat / L) LDH (microrganismos) ≥ 0,75 U/mL (12,5 µkat / L) conservante
Reagente 2	α-cetoglutarato (75 mmol /L) conservante

Cálculo:

O analisador Hitachi 902 calculou automaticamente a concentração do analito de cada amostra. Os resultados foram apresentados em UI/L.

Valor esperado:

Valor esperado de AST nos homens: até 40 UI/L

Valor esperado de AST nas mulheres: até 32 UI/L (Thefeld *et al.,* 1974).

(3) Bilirrubina:

Princípio do teste:

A bilirrubina indireta é libertada pelo detergente. Em solução fortemente ácida contendo 2,5-diclorofenil diazónio, a bilirrubina total acopla para formar azobilirrubina.

Bilirrubina + ião diazónio ——————> Azo bilirrubina

A intensidade da cor do corante azo vermelho formado é diretamente proporcional à bilirrubina total e pode ser determinada fotometricamente (Wahlefeld *et al.,* 1972).

Detergente/ácido clorídrico (120 mmol/L)

Tabela 3: Composição dos regentes para a estimativa da bilirrubina

Reagente 1	Detergente / ácido clorídrico (120 mmol /L)
Reagente 2	Sal de diazónio de 2,5-diclorofenilo (3,0 mmol /L)

Cálculo: O analisador Hitachi 902 calculou automaticamente a concentração de analitos de cada amostra. Os resultados foram comunicados em mg/dL.

Valor esperado: Valor esperado da bilirrubina: Até 1,2 mg/dL (Thomas, 2007).

CAPÍTULO 4. RESULTADOS

O presente estudo foi efectuado no Services Hospital Lahore e no Instituto de Biologia Molecular e Biotecnologia da Universidade de Lahore. Incluiu cento e vinte doentes hepáticos e vinte indivíduos saudáveis como grupo de controlo. As amostras de doentes hepáticos foram recolhidas na Clínica de Hepatite do Services Hospital Lahore. Obteve-se o consentimento dos doentes e registaram-se os dados demográficos. Foram também registados os parâmetros clínicos. O estudo foi concluído em cerca de seis meses, ou seja, de 10 de novembro deth , 2012 a 10 de abril deth , 2013. As variáveis foram apresentadas pela mesma ordem que na folha de cálculo do SPSS. A descrição de todas as variáveis é seguida da respectiva figura ou tabela.

Tabela 4: Estatísticas descritivas que mostram os níveis de bilirrubina e aminotransferases séricas em doentes hepáticos e no grupo de controlo.

Group		Mean	Std. Deviation	Std. Error of Mean	P-Value
Bilirubin (mg/dl)	control	0.5350	.07452	.01666	0.001*
	Hepatic Disorders	2.9627	2.87932	.26284	
AST (IU/L)	control	25.9500	1.39454	.31183	0.002*
	Hepatic Disorders	266.8417	468.18085	42.73887	
ALT (IU/L)	control	25.5000	1.90567	.42612	0.001*
	Hepatic Disorders	220.5250	353.54895	32.27446	

Neste estudo, foram incluídos 120 doentes hepáticos, dos quais 69 (57,5%) eram do sexo masculino e 51 (42,5%) do sexo feminino. A Tabela 1 mostra que o nível médio de bilirrubina foi de 0,53±0,07. Aumentou nos doentes com doença hepática (2,9±2,8) quando comparado com o grupo de controlo. A Tabela 2 mostra que o nível médio de AST foi de 25,9±1,39. Aumentou nos doentes com doença hepática (266,8±468,1) quando comparado com o grupo de controlo. A Tabela 3 mostra que o nível médio de ALT foi de 25,5±1,90. Aumentou nos doentes com doença hepática (220,5±353,5) em comparação com o grupo de controlo.

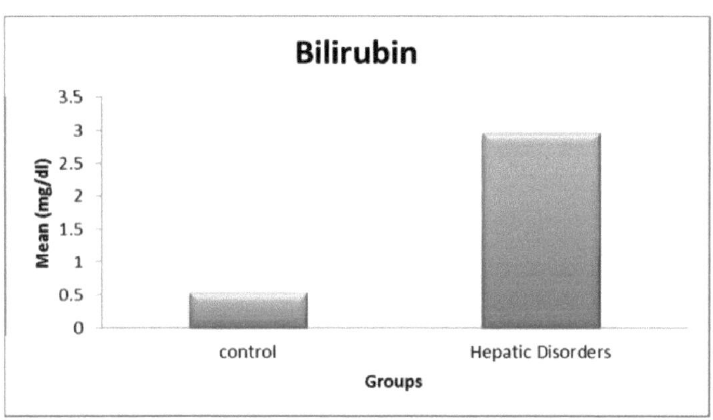

Figura 1: Gráfico de barras que mostra os teores de bilirrubina nos doentes hepáticos e no grupo de controlo.

A Figura 1 demonstra claramente a diferença nos níveis de bilirrubina sérica em doentes hepáticos em relação aos de indivíduos normais. O nível de bilirrubina estava elevado nos doentes hepáticos, enquanto os indivíduos saudáveis apresentavam níveis normais de bilirrubina. Estas diferenças realçaram a importância da análise da bilirrubina para o diagnóstico de vários tipos de doenças hepáticas. O nível de bilirrubina sérica era muito mais elevado nos doentes de idade mais avançada. Os doentes hepáticos apresentavam um teor elevado de bilirrubina. Estas alterações são muito úteis para um melhor diagnóstico das doenças hepáticas. Estes níveis elevados também manifestam a gravidade das doenças hepáticas.

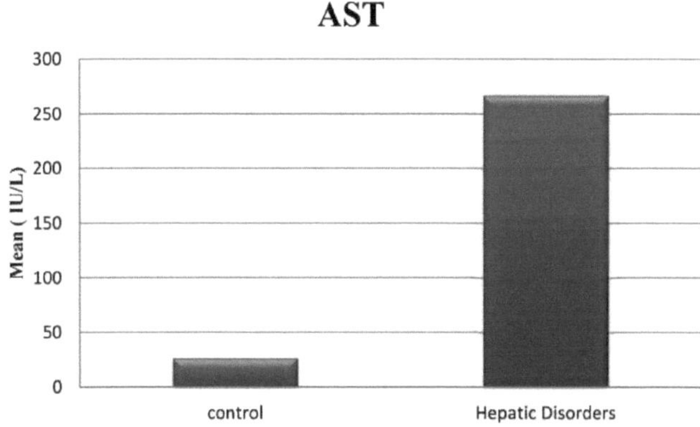

Figura 2: Gráfico de barras que mostra o nível de AST nos doentes hepáticos e no grupo de controlo.

A Figura 2 destaca a diferença nos níveis de aspartato aminotransferase em doentes hepáticos em relação aos de indivíduos normais. Os doentes hepáticos apresentaram um nível elevado de AST em comparação com os indivíduos saudáveis. Estas diferenças manifestaram a importância da análise da AST para o diagnóstico de vários tipos de doenças hepáticas. Os doentes hepáticos têm uma relação significativa com níveis elevados de AST.

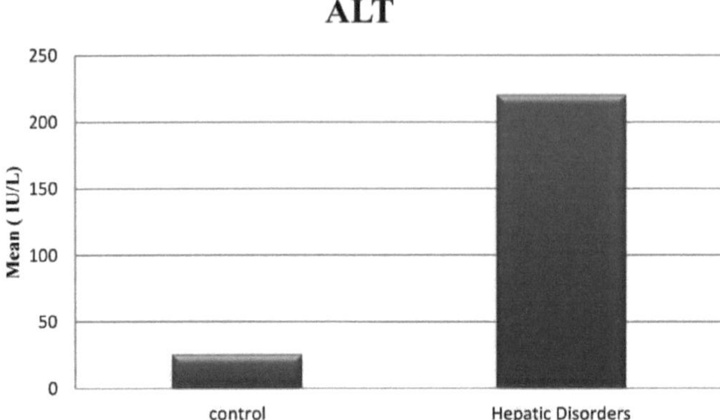

Figura 3: Gráfico de barras que mostra o nível de ALT nos doentes hepáticos e no grupo de controlo.

A Figura 3 revela a diferença nos níveis de alanina aminotransferase em doentes hepáticos em relação aos de indivíduos normais. Os doentes hepáticos apresentaram níveis elevados de ALT em comparação com os indivíduos saudáveis. Estas diferenças realçaram a importância da análise da ALT para o diagnóstico de vários tipos de doenças hepáticas. Os doentes hepáticos tinham uma relação significativa com níveis elevados de ALT.

Quadro 5: Análise estatística através do teste t para determinar a diferença entre os doentes hepáticos e o grupo de controlo

	Levene's Test for Equality of Variances		t-test for Equality of Means						
	F	Sig.	t	df	Sig. (2-tailed)	Mean Difference	Std. Error Difference	95% Confidence Interval of the Difference	
								Lower	Upper
Bilirubin (mg/dl)									
Equal variances assumed	36.611	0	-3.759	138	0	-2.4277	0.64581	-3.70463	-1.1507
Equal variances not assumed			-9.218	119.94	0	-2.4277	0.26337	-2.94913	-1.9062
AST (IU/L)									
Equal variances assumed	13.296	0	-2.294	138	0.023	-240.89	105.004	-448.517	-33.266
Equal variances not assumed			-5.636	119.01	0	-240.89	42.7400	-325.521	-156.26
ALT (IU/L)									
Equal variances assumed	11.981	0.00	-2.46	138	0.015	-195.02	79.2944	-351.814	-38.235
Equal variances not assumed			-6.042	119.04	0	-195.02	32.2772	-258.937	-131.11

Tabela 6: Distribuição dos doentes hepáticos de acordo com o género

Género	Frequência	Percentagem	Percentagem válida	Frequência acumulada
Masculino	69	57.5	57.5	57.5
Feminino	51	42.5	42.5	100.0
Total	120	100	100	

A Tabela 6 mostra a distribuição dos doentes hepáticos de acordo com o género. Dos 120 doentes hepáticos, 69 (57,5%) eram do sexo masculino e 51 (42,5%) do sexo feminino.

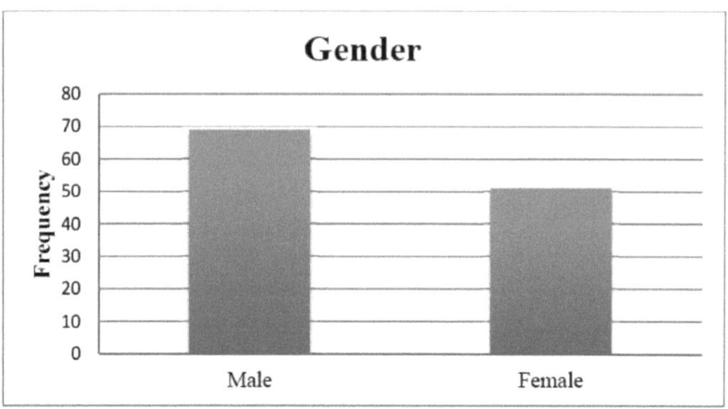

Figura 4: Gráfico de barras que mostra a distribuição dos doentes hepáticos de acordo com o género

A Figura 4 mostra a frequência de doentes hepáticos tanto no sexo masculino como no feminino. Os doentes do sexo masculino apresentam um elevado grau de doenças hepáticas em comparação com os do sexo feminino. Por conseguinte, os doentes do sexo masculino têm um risco elevado de sofrer de doenças hepáticas.

Tabela 7: Distribuição dos doentes hepáticos de acordo com a idade

Idade	Frequência	Percentagem	Percentagem válida	Frequência acumulada
<25	47	39.2	39.2	39.2
26-35	40	33.3	33.3	72.5
36-45	20	16.6	16.6	89.1
46-55	5	4.2	4.2	93.3
>55	8	6.7	6.7	100.0
Total	120	100	100	

A Tabela 7 destaca os doentes hepáticos em diferentes grupos etários. Os 47 doentes apresentavam uma percentagem (39,2%) nos grupos etários <25 anos, 40 doentes apresentavam uma percentagem (33,3%) nos grupos etários 26-35 anos.

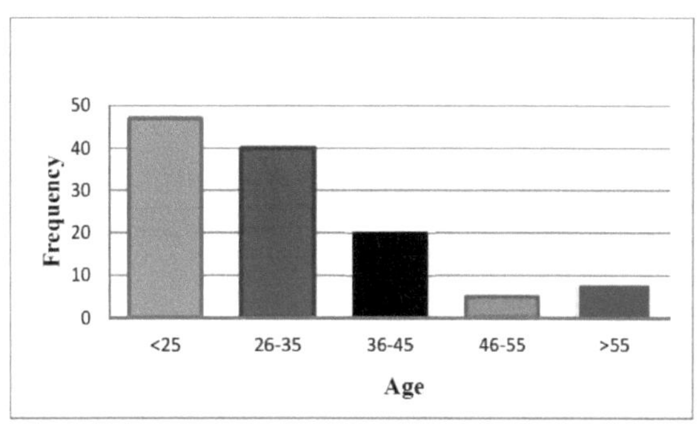

Figura 5: Gráfico de barras que mostra a distribuição dos doentes hepáticos de acordo com a idade

A figura 5 revela a frequência das doenças hepáticas nos diferentes grupos etários. Os doentes com menos de 25 anos apresentaram uma taxa mais elevada de doenças hepáticas. Mas os doentes entre os 26 e os 35 anos têm uma taxa mais elevada de doença hepática, enquanto os doentes com mais de 55 anos têm uma menor prevalência de doenças hepáticas.

Tabela 8: Distribuição dos doentes hepáticos de acordo com a ALT

	Frequência	Percentagem	Percentagem válida	Frequência acumulada
Normal	16	13.33	13.33	13.33
Elevado	104	86.67	86.67	100.0
Total	120	100	100	

Dos 120 doentes hepáticos, a ALT era normal em 16 (13,33%) e elevada em 104 (86,67%) doentes.

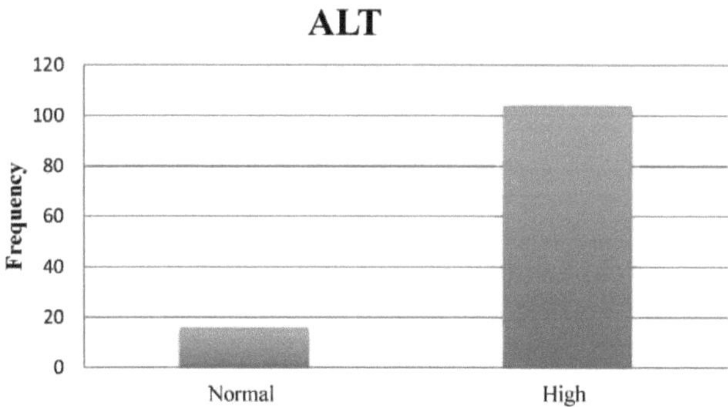

Figura 6: Gráfico de barras que mostra a distribuição dos doentes hepáticos de acordo com a ALT

A Figura 6 demonstra a frequência da ALT em doentes hepáticos. O nível de ALT estava elevado em quase todos os doentes hepáticos. O nível normal foi registado em poucos doentes. Estes níveis elevados também manifestam a gravidade das doenças hepáticas.

Tabela 9: Distribuição dos doentes hepáticos de acordo com a bilirrubina

	Frequência	Percentagem	Percentagem válida	Frequência acumulada
Normal	40	33.33	33.33	33.33
Elevado	80	66.67	66.67	100.0
Total	120	100	100	

Entre 120 doentes hepáticos, a bilirrubina era normal em 40 (33,33%) e elevada em 80 (66,67%) doentes.

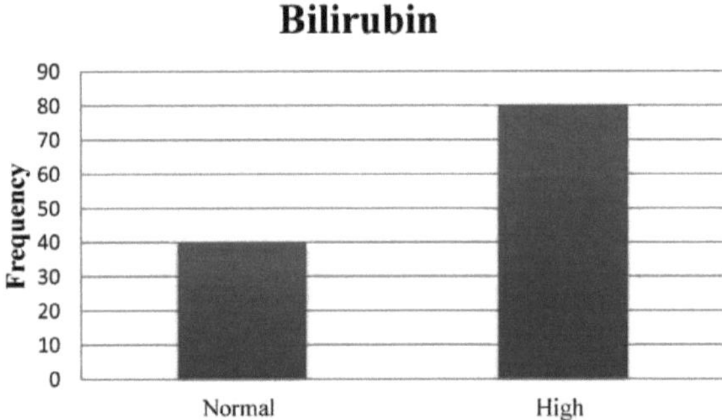

Figura 7: Gráfico de barras que mostra a distribuição dos doentes hepáticos de acordo com a bilirrubina

A figura 7 demonstra a frequência dos teores de bilirrubina nos doentes hepáticos. O nível de bilirrubina estava elevado na maioria dos doentes hepáticos. O nível elevado de bilirrubina manifestava a gravidade dos distúrbios hepáticos.

Tabela 10: Distribuição dos doentes hepáticos de acordo com a AST

	Frequência	Percentagem	Percentagem válida	Frequência acumulada
Normal	15	12.5	12.5	12.5
Elevado	105	87.5	87.5	100.0
Total	120	100	100	

Entre 120 doentes hepáticos, a AST era normal em 15 (12,5%) e elevada em 105 (87,5%) doentes.

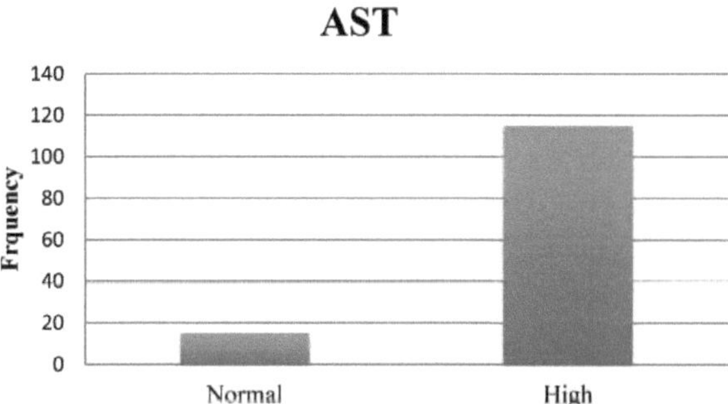

Figura 8: Gráfico de barras que mostra a distribuição dos doentes hepáticos de acordo com a AST

A Figura 8 destaca a frequência da AST em doentes hepáticos. O nível de AST estava elevado na maioria dos doentes hepáticos, enquanto apenas alguns doentes referiram um nível normal. A elevação notória do nível de ALT manifestou o significado clínico da ALT para a estimativa de doenças hepáticas.

CAPÍTULO 5. DEBATE

As doenças do fígado são o maior problema de saúde da atualidade. O vírus da hepatite B (HBV) e o vírus da hepatite C (HCV) são as principais causas de doença hepática grave. Os estudos demonstraram que mais de 80% das infecções por HCV se tornam crónicas, o que acaba por conduzir a hepatite crónica a cirrose e mesmo a carcinoma hepatocelular (Seeff, 2002). De acordo com o estudo da Organização Mundial de Saúde (OMS) de 2002, ficou provado que existem 350 milhões de pessoas com infeção crónica pelo VHB e 170 milhões de pessoas com infeção crónica pelo VHC em todo o mundo. O número de mortes anuais registadas devido à hepatite B é de 563000 e o da hepatite C é de 366000. O Paquistão encontra-se entre as nações mais afectadas (Previsani e Lavanchy, 2002).

Verificámos que as enzimas hepáticas são muito importantes no diagnóstico de doenças do fígado, nomeadamente a hepatite B e a hepatite C, a cirrose aguda e crónica, a doença hepática gorda não alcoólica e a iterícia. As conclusões dos nossos estudos apoiam os resultados anteriores de que o ensaio da aminotransferase sérica é uma ferramenta de rastreio sensível para a deteção de doenças hepáticas (loannou *et al.*, 2005). A elevação das aminotransferases séricas é um achado comum nas doenças hepáticas. As actividades da ALT e da AST aumentam no soro devido a danos nas células hepáticas e a extensão do aumento é proporcional à quantidade de células hepáticas danificadas. No entanto, na hepatite C crónica e na cirrose hepática, encontram-se normalmente níveis séricos elevados de AST e ALT, proporcionais ao grau de lesão das células activas (Giboney, 2005). Na hepatite C crónica, a atividade sérica da ALT continua a ser o indicador enzimático mais sensível da lesão hepatocelular.

Neste estudo, avaliámos os níveis de aminotransferase e bilirrubina séricas em doentes hepáticos. Para o efeito, foram incluídos neste estudo cento e vinte doentes hepáticos e vinte pessoas saudáveis que se apresentaram na Hepatitis Clinic, Services Hospital Lahore. Comparámos os doentes hepáticos com os do grupo de controlo. Na análise estatística, observou-se uma diferença altamente significativa entre o grupo de doentes hepáticos e o grupo de controlo. Os nossos resultados revelaram que existia uma correlação significativa entre a ALT sérica e as doenças hepáticas. O nível médio de ALT foi de 25,5±1,90, tendo aumentado nos doentes com doenças hepáticas para 220,5±353,5, com um p=0,001. Os nossos resultados estavam de acordo com estudos anteriores de diferentes laboratórios, segundo os quais os níveis de ALT previam com exatidão a presença de doenças hepáticas, especialmente a hepatite C, e o nível de alanina aminotransferase estava sempre elevado devido a danos hepatocelulares (Kumar *et al.,* 2005).

Os nossos resultados estão de acordo com os estudos de Kuntz e Kuntz (2006), que provaram que a ALT elevada é o indicador mais sensível de danos hepatocelulares e que a elevação da

ALT como enzima de rastreio foi demonstrada em 81% de 520 doentes com doenças hepáticas muito diferentes. Vários estudos corroboram as nossas conclusões de que a ALT sérica é o marcador não invasivo mais frequentemente investigado numa série de estudos, especialmente em doenças hepáticas (Sanai *et al.*, 2008). Os nossos resultados mostraram que existe uma forte correlação entre a ALT e as doenças hepáticas, especialmente a hepatite C, e que a atividade da ALT deve ser superior a 40 UI/L na hepatite C. Estes resultados estão de acordo com o estudo realizado no Instituto de Pós-Graduação de Peshawar, que mostrou que a maioria dos doentes positivos para o VHC em várias fases da infeção apresentava níveis de ALT entre 41-80 UI/L. O estudo também revelou que existe uma estreita correlação entre a elevação da ALT e a infeção pelo VHC (Akhtar *et al.*, 2008). Assim, a alanina aminotransferase sérica deve ser utilizada como marcador bioquímico e como ferramenta de diagnóstico em doentes hepáticos. Os nossos resultados estão de acordo com os de Salma *et al* (2009), segundo os quais o nível de ALT era superior a 45 UI/L em 75% dos casos positivos para o VHC. Propõe-se que, se o rastreio do VHC não for possível, a ALT seja verificada e que uma ligeira elevação da ALT seja tomada como base para o rastreio do VHC.

Os nossos resultados demonstraram que existia uma correlação significativa entre a AST sérica e as perturbações hepáticas, mostrando um nível médio de AST de 25,9±1,39, que aumentou nos doentes com perturbações hepáticas para 266,8±468,1, enquanto se observou uma diferença significativa (p=0,0002) entre os níveis de alanina aminotransferase (AST) tanto no grupo de controlo como no grupo hepático. Os nossos resultados destacaram os níveis elevados de AST e esta descoberta pode ser útil para a estimativa da hepatite C. Estes resultados são apoiados pela descoberta anterior de Hajeer *et al* (2004) que sugeriu que a hepatite C crónica é melhor diagnosticada por níveis persistentemente elevados de AST. Os nossos estudos revelaram que os doentes hepáticos apresentavam níveis elevados de AST em comparação com indivíduos saudáveis. Os resultados do nosso estudo são apoiados pelas conclusões de Tsang *et al* (2006), segundo as quais os doentes hepáticos apresentavam níveis mais elevados de AST.

Os nossos resultados são também favorecidos pelo trabalho de Walter *et al* (2008), na medida em que a atividade da AST estava aumentada na hepatite aguda e na doença hepática crónica. Foi encontrada uma relação significativa entre os níveis de bilirrubina sérica e as doenças hepáticas. Os nossos resultados mostraram que existia uma correlação significativa entre a bilirrubina sérica e as doenças hepáticas, uma vez que o nível médio de bilirrubina aumentou de um nível normal de 0,53±0,07 para 2,9 ±2,8 em doentes com doenças hepáticas, tal como revelado por p=0,00001.

Os nossos resultados foram apoiados pelo trabalho de investigação anterior de Puppalwar *et al* (2012), que provou que o nível de bilirrubina estava aumentado nas doenças hepáticas, especialmente na iterícia, que é normalmente detectada quando o nível de bilirrubina sérica excede 2,0 a 2,5 mg/dl. Os níveis elevados de alanina aminotransferase foram encontrados noutras doenças hepáticas, especialmente na síndrome metabólica. A doença hepática gorda não alcoólica era também uma síndrome metabólica comum. O nível elevado desta enzima foi encontrado na doença hepática gorda não alcoólica. As nossas observações estavam de acordo com os relatórios anteriores que mostravam um nível elevado de ALT na doença hepática gorda não alcoólica (Raika *et al.,* 2008). Em estudos mais recentes, Shahat *et al* (2012) verificaram que os níveis de enzimas hepáticas, especialmente as aminotransferases séricas, estavam significativamente elevados em doentes infectados com VHC, tendo os níveis mais elevados sido encontrados no grupo com VHC de título elevado e um ligeiro aumento no grupo com VHC moderado. Vários estudos demonstraram a importância clínica dos testes de aminotransferases séricas devido à sua simplicidade, rentabilidade e carácter não invasivo para monitorizar a infeção por hepatite C (Akkaya *et al*., 2007).

Por conseguinte, as aminotransferases séricas são biomarcadores muito úteis para o diagnóstico de hepatite, cirrose e outras doenças hepáticas. A nossa opinião foi corroborada pelos estudos de Amina *et al* (2010), segundo os quais as autoridades sanitárias do Paquistão se baseiam no aumento persistente da ALT e da AST séricas como indicador para iniciar a terapêutica antivírica, não sendo a biópsia hepática um instrumento de diagnóstico obrigatório. Além disso, a ALT e a AST séricas também são utilizadas para acompanhar os doentes já tratados, a fim de excluir uma recaída da doença. O rácio AST/ALT forneceu ainda informações adicionais úteis e gratuitas, facilmente acessíveis como parte da avaliação não invasiva e não histológica de doentes com infeção crónica por hepatite C. No entanto, o significado clínico dos níveis séricos elevados de ALT e AST na previsão da gravidade da lesão hepática e da taxa de progressão em pessoas com hepatite C crónica continua a ser uma questão de debate. São necessários mais estudos prospectivos e trabalhos de investigação específicos para determinar a utilidade potencial destas enzimas como marcadores bioquímicos no acompanhamento da progressão da doença e na orientação das decisões de tratamento. De qualquer modo, estes testes simples podem revelar-se úteis no acompanhamento destes doentes se for possível obter informações prognósticas a partir de alterações nos níveis e rácio das aminotransferases ao longo do tempo.

CAPÍTULO 6. RESUMO

As aminotransferases séricas são constituídas pela alanina aminotransferase (ALT) e pela aspartato aminotransferase (AST), abundantemente presentes nos hepatócitos. Estes são os marcadores mais sensíveis de lesão hepatocelular aguda e têm sido utilizados para identificar doenças hepáticas. Os aumentos nos valores séricos das aminotransferases reflectem quer danos nos tecidos ricos nestas enzimas, quer alterações na permeabilidade da membrana celular que permitem a fuga de ALT e AST para o soro. Em quase todas as formas de necrose hepática aguda, como nas hepatites virais, encontram-se elevações impressionantes da AST (400-4000 UI/L). As principais doenças hepáticas em que se registaram níveis elevados de AST, ALT e bilirrubina foram a hepatite, a cirrose, a doença hepática crónica, a doença hepática gorda não alcoólica e a iterícia.

O presente estudo foi efectuado no Services Hospital Lahore e no Instituto de Biologia Molecular e Biotecnologia da Universidade de Lahore. Incluiu cento e vinte doentes hepáticos e vinte indivíduos saudáveis como grupo de controlo. As amostras dos doentes hepáticos foram recolhidas na Clínica de Hepatite do Services Hospital Lahore. Obteve-se o consentimento dos doentes e registaram-se os dados demográficos. Foram também registados os parâmetros clínicos.

O estudo foi concluído em seis meses, ou seja, de 10 de novembro deth , 2012 a 10 de abril deth , 2013. Na análise, foi observada uma diferença estatística altamente significativa entre os doentes hepáticos e o grupo de controlo. Neste estudo, foram incluídos 120 doentes hepáticos, dos quais 69 (57,5%) eram do sexo masculino e 51 (42,5%) do sexo feminino. Os nossos resultados mostraram que o nível médio de bilirrubina era de 0,53±0,07. Aumentou nos doentes com doença hepática (2,9±2,8) quando comparado com os dois grupos de controlo.

O nível médio de AST foi de 25,9±1,39. Aumentou nos doentes com doença hepática (266,8±468,1) quando comparado com o grupo de controlo. O nível médio de ALT foi de 25,5±1,90. Aumentou nos doentes com doença hepática (220,5±353,5) em comparação com o grupo de controlo. Em 120 doentes hepáticos, 86,67% e 87,5% tinham níveis elevados de ALT e AST (ALT $\geq$ 40 IU/L), respetivamente, e 66,67% apresentavam bilirrubina elevada. Da mesma forma, 13,33% e 12,5% tinham níveis séricos de ALT e AST < 40 UI/L. O nível normal de bilirrubina foi registado em 33,33%. Verificámos que os níveis elevados de aminotransferases séricas manifestam a gravidade da lesão hepática em doentes hepáticos. O presente estudo revelou o significado clínico da aminotransferase sérica e da bilirrubina sérica para estimar a relação entre as actividades da alanina aminotransferase e da aspartato aminotransferase em doentes hepáticos. Estes têm sido considerados como os melhores biomarcadores devido à sua simplicidade, rentabilidade e carácter não invasivo para monitorizar a hepatite e outras doenças hepáticas.

CAPÍTULO 7. CONCLUSÃO

- O presente estudo revelou o significado clínico das aminotransferases séricas e da bilirrubina para a estimativa de distúrbios hepáticos.
- No nosso estudo, avaliámos as alterações nos níveis de aminotransferases séricas e bilirrubina em doentes hepáticos.
- Observámos que existe uma forte correlação entre as aminotransferases séricas e os níveis de bilirrubina nas doenças hepáticas.
- Verificámos que os níveis de enzimas hepáticas, especialmente as aminotransferases séricas e a bilirrubina, estavam significativamente elevados nos doentes hepáticos.
- Concluímos que as aminotransferases séricas e a bilirrubina são biomarcadores muito úteis para o diagnóstico de doenças hepáticas e que a biópsia hepática não é efectuada como uma ferramenta de diagnóstico obrigatória.
- A partir dos resultados do presente estudo, sugere-se que estes biomarcadores sejam utilizados para o diagnóstico de hepatite, cirrose, iterícia e outras doenças hepáticas.

REFERÊNCIAS

- Abbas, Z., Jafri, W. e Hamid, S. (2010). Gestão da hepatite B: Diretrizes práticas da Sociedade Paquistanesa para o Estudo das Doenças do Fígado (PSSLD). **J. Coll. Physicians Surg. Paquistão, 20 :** 198-201.

- Ahlfors, C. E., Vreman, H. J. e Wong, R. J. (2007). Efeitos da diluição da amostra, da concentração de peroxidase e do ião cloreto na medição da bilirrubina não ligada em recém-nascidos prematuros. **Clin. Biochem, 40 :** 261-267.

- Ahmad, N., Asgher, M., Shafique, M. e Qureshi, J., A. (2007). Uma prova da elevada prevalência do vírus da hepatite C em Faisalabad, Paquistão. **Saudi Med. J., 28:**390-395.

- Ahmed, A. e Keeffe, E. B. (2004). Hepatite C crónica com níveis normais de aminotransferase. **Gastroenterolgy, 126 :** 1409-15.

- Ajay, K., Sanjay, P. e Sushil, N. (2009). Importância do teste da alanina aminotransferase no diagnóstico da infeção aguda e crónica pelo VHB. **Asian Pacific. J. of Cancer Prevention, 10(6) :** 1171-2.

- Akhtar, S. e Rozi, S. (2009). Um modelo de média móvel integrada autoregressiva para a previsão a curto prazo da seropositividade do vírus da hepatite C entre dadores de sangue voluntários do sexo masculino em Carachi, Paquistão, **World J. Gastroenterol, 15 :** 16071612.

- Akhtar, T., Lutfullah, G., Rahim, A. e Nazli, R. (2008). Serum alanine aminotransferase levels in hepatitis C patients in teaching hospital of Peshawar. **J. Chem. Soc. Pakistan, 30:** 106-109.

- Akkaya, O., Kiyici, M., Yilmaz, Y., Ulukaya, E. e Yerci, O. (2007). Significado clínico da atividade da enzima ALT em pacientes com o vírus da hepatite C. **World J. Gastroenterol, 13 (41):** 5481-85.

- Alam, M. M., Zaidi, S. Z., Malik, S. A., Naeem, A., Shaukat, S., Sharif, S., Angez, M., Khan, A. e Butt, J. A. (2007). Estado da doença baseado na serologia da população paquistanesa infetada com o vírus da hepatite B. **B. M. C. Infect. Dis., 7:** 64

- Ali, L. M., Ali, M., Rehman, I., Hussain, A., Afzal, S., Butt, S., Saleem, S., Munir, S. e Badar, S. (2011). Uma visão geral das taxas de resposta ao tratamento com vários medicamentos antivirais em pacientes paquistaneses infectados com o vírus da hepatite B. **Virol. J., 8 :** 20.

- Ali, M., Idrees, M., Ali, L., Hussain, A., Rehman, A., Saleem, S., Afzal, S. e Butt, S. (2011). Hepatitis prevalence in Pakistan. Uma revisão sistemática da prevalência, factores de risco, estado de sensibilização e genótipos. **Virol. J., 8 :** 102

• Alter, H. J. e Seeff, L. B. (2000). Recuperação, persistência e sequelas na infeção pelo vírus da hepatite C: uma perspetiva do resultado a longo prazo. **Semin. Liver. Dis., 20:**17-35.

• Amina, N., Muhammad, M., Hussain. e Aslam, M. (2010). Correlação entre os níveis séricos de alanina aminotransferase e aspartato aminotransferase e a histologia hepática na hepatite C crónica. **J. Coll. Physicians Surg. Pakistan, 20 (10):** 657661.

• Ampurdanés, S. e Bruguera, M. (2002). Cirrosis hepatica compensada, In: gastroenterología y hepatología, j. berenguer. PP.643-645, Elsevier Science Barcelona.

• Armstrong, G. L., Wasley, A. e Simard, E. P. (2006). A prevalência da infeção pelo vírus da hepatite C nos Estados Unidos, 1999 a 2002. **Ann. Intern. Med., 144:** 705-714

• Barlow, S. (2007). Recomendações do comité de peritos sobre a avaliação, a prevenção e o tratamento do excesso de peso e da obesidade das crianças e dos adolescentes, relatório de síntese. **Pediatria, 120 :** S164-S192.

• Barrett, K. E., Barman, S. M., Boitano. S. B. e Heddwen, L. (2010). *Ganong's Review of Medical physiology* ,23rd Ed. McGraw Hill Professional.

• Bergmeyer, H., Horder, U. e Rej, M. R. (1986). Recomendação aprovada (1985) sobre os métodos IFCC para a medição da concentração catalítica de enzimas. Parte 2. Método IFCC para a aspartato aminotransferase. **J. Clin Chem. Clin Biochem, 24:** 497-510.

• Bergmeyer, H., Horder, U. e Rej, M. R. (1986). Recomendação aprovada (1985) sobre os métodos IFCC para a medição da concentração catalítica de enzimas. Parte 3. Método IFCC para a alanina aminotransferase. **J. Clin Chem. Clin Biochem, 24 :** 481-495.

• Bhatty, S. H., Shaikh, N. A. e Akhter, S. S. (2009). Histologia hepática em doentes positivos para o vírus da hepatite C com níveis normais e elevados de alanina amino transferase. **J. P. M. A., 59:** 832-34

• Bishop, M. L., Fody, E. P. e Schoeff, L.E. (2010). *A química clínica,* 6ª Ed. Lippincott Williams & Wilkins.

• Blackard, J. T., Shata, M. T., Shire, N. J. e Sherman, K. E. (2008). Infeção aguda pelo vírus da hepatite C: Um problema crónico. **Hepatologia, 47:** 321-331

• Bonito, Di. P., Sanguigno, E. Di., Fraia, T., Forziato, C. e Boccia, G. (2009). Associação da alanina aminotransferase sérica elevada com factores metabólicos em crianças obesas: análise relacionada com o sexo. **Metabolismo: clínico e experimental 58:** 368.

• Bums, C. J., Boswell, J. M. e Olsen, G. W. (1996). Atividade das enzimas hepáticas e índice de massa corporal. **J. Occup. Environ. Med., 38:**1248-52.

• Burgert, T. S., Taksali, S. E. e Dziura, J. (2006). Níveis de alanina aminotransferase e fígado gordo na obesidade infantil: associações com resistência à insulina, adiponectina e gordura visceral. **J. Clin Endocrinol. Metab., 91**:4287-4294.

• Caldwell, K. e Papageorgopoulos, C. (1999). Medição da síntese proteica por análise da distribuição de isótopos de massa (MIDA). **Anal Biochem 267** (1), 1-16.

• Calvaruso, V. C. (2009). A Implicação de enzimas hepáticas normais na doença hepática. **J Viral Hepat., 16(8):** 529-36.

• Chang, Y., Ryu, S., Sung, E. e Jang, Y. (2007). Concentrações mais elevadas de alanina aminotransferase dentro do intervalo de referência predizem doença hepática gorda não alcoólica. **Clin Chem, 53 :** 686-692.

• Chatterjee, M. N. e Shinde, R. (2011). *Textbook of medical biochemistry.8th* Ed. Jaypee Brothers Medical publishers.

• Chernecky, C. C. e Berger, B. J. (2008). *Laboratory tests and diagnostic procedure,* 5th Ed. St. Lious: Sanders.

• Choo, Q. L., Kuo, G., Weiner, A. J., Overby, L. R., Bradley, D. W. e Houghton, M., 1989. Isolamento de um clone de cDNA derivado de um genoma de hepatite viral não-A, não-B transmitido pelo sangue. **Science, 244:** 359-362

• Day, C. P. e James, O. F. W. (1998). Esteatose hepática: espetador inocente ou parte culpada? **Hepatologia, 27 :** 1463-1466.

• Desmet, V. J: *Princípios organizacionais.* In: Arias, I. M., Boyer, J. L. e Chisari, F.V. (2001). *O fígado: biologia e patobiologia,* 4ª Ed. PP.3-15. Philadelphia: Lippincott Williams & Wilkins.

• Diana, N. C. (2007). Apêndice: Monitorização terapêutica de medicamentos e intervalos de referência laboratoriais. In: Current medical diagnosis and treatment. Stephen, J. M., Maxine, A. P. 46ª Ed. PP. 1767-1775. McGraw Hill Professional.

• Donald, C.R. (2010). *Fundamentos de anatomia e fisiologia,* 3ª Ed. PP.383. Cengage Learning.

• Dufour, D. R., Lott, J. A. e Nolte, F. S. (2000). Diagnóstico e monitorização da lesão hepática. Recomendação para a utilização de testes laboratoriais no rastreio, diagnóstico e monitorização. **Clin Chem, 46 :** 2050-68.

• Eckel, R. H., Grundy, S. M. e Zimmet, P. Z. (2005). The metabolic syndrome. **Lancet, 365**: 1415-28.

• Everhart, J. E. e Ruhl, C. E. (2005). O consumo de café e cafeína reduz o risco de atividade elevada da alanina aminotransferase sérica nos Estados Unidos. **Gastroenterol, 128** : 24-32.

- Fahim, F. A. A. Y., Esmat, G. K., Hassan, A. e Abdel, B. (2000). Alterações bioquímicas em doentes com esquistossomose crónica combinada e infecções virais da hepatite C. **Dis. Markers, 16(3-4) :** 111-118.

- Feldman, M. e Friedman, L., S. (2002). Sleisenger, M., H, *Sleisenger & Fordtran 's gastrointestinal and liver disease.7th* Ed. PP. 1227-39, 1310-11.

- Fevery, J. (2008). Bilirrubina na prática clínica: Uma revisão. **Liver. Int., 28 :** 592-605.

- Fischbach, F. T. e Dunning, M. B. III. *(2009). Manual de testes laboratoriais e de diagnóstico,* 8ª Ed. Philadelphia: Lippincott Williams & Wilkins.

- Forlani, G. P. Di., Bonito, E., Mannucci, B., Capaldo, S., Genovese, M., Orrasch, L., Scaldaferri, P. Di., Bartolo, P., Melandri, A., Dei, Cas. I. e Zavaroni, G, M. (2008). Prevalência de enzimas hepáticas elevadas na diabetes mellitus tipo 2 e sua associação com a síndrome metabólica. **J.Endocrinol. Invest, 31(2) :** 146-52.

- Fox, S. I. (2011). *Fisiologia humana* 12ª Ed. PP. 629. The McGraw-Hill Companies.

- Frederic, H., Martini, J. L., Nath, E. F. e Bartholomew. (2012). *Fundamentos de anatomia e fisiologia.* 9ª Ed. PP.891. Cengage Learning.

- Freudenrich, C., Tortora, C. e Gerard, J. (2011). *Visualizando anatomia e fisiologia.* PP.410.

- Friedman, S. F., Martin, P. e Munoz, J. S. (2003). *Avaliação laboratorial do paciente com doença hepática. Herpetology, a textbook of liver disease.* **Philedelphia; publicação Saunders, 1:** 661-709.

- Gebo, K. A., Herlong, H. F. e Torbenson, M. S. (2002). O papel da biópsia hepática no tratamento da hepatite C crónica: uma revisão sistemática. **Hepatol., 36(Suppl.1) :** S161-72.

- Giannini, E., G, Testa, R, Savarino, V. (2005). Alteração das enzimas hepáticas: um guia para os clínicos. **Can Med Assoc J., 172:** 367-79

- Giannini, E., Risso, D., Botta, F., Chiarbonello, B., Fasoli, A. e Malfatti, F. (2003). Validade e utilidade clínica do rácio aspartato aminotransferase-alanina aminotransferase na avaliação da gravidade e do prognóstico em doentes com doença hepática crónica relacionada com o vírus da hepatite C. **Arch Intern. Med., 163:** 218-24.

- Giboney, P. T. (2005). Níveis ligeiramente elevados de transaminases hepáticas no doente assintomático. **Am Fam. Physician, 71 :** 1105-1110.

- Gish, R. G. e Gadano, A. C. (2006). Hepatite B crónica: epidemiologia atual nas Américas e implicações para a gestão. **J. Viral. Hepatol., 13:** 787-79

- Gopal, D. V. e Rosen, H. R. (2000). Achados anormais nos testes de função hepática. Interpretação dos resultados para restringir o diagnóstico e estabelecer um prognóstico.

Postgrad. Med., 107(2): 100-14.

- Green, R. M. e Flamm, S. (2002). Revisão técnica da AGA sobre a avaliação dos testes de química hepática. **Gastroenterol, 123:** 1367-1384.
- Grobusch, M. P., Alpermann, U., Schwenke, S., Jelinek, T. e Warhurst, D. C. (1999). Testes rápidos falsos positivos para a malária em doentes com fator reumatoide. **Lancet, 353:** 297.
- Gunstream, S. E. (2012). *Anatomia e fisiologia: com guia de estudo integrado.* 5ª Ed. PP.317. The McGraw-Hill Companies.
- Guyton, A.C. e John, E. H. (2006). *Textbook of medical physiology.* 12ª Ed. Saunders Elsevier Publishers.
- Hadziyannis, S. J. e Vassilopoulos, D. (2001). Hepatite B e hepatite B crónica antigenegativa. **Hepatologia, 34:** 617-624.
- Hajeer, A. H., Memish, Z. A. e Knawy, B. A. (2004). Diagnóstico laboratorial da infeção pelo vírus da hepatite C. Uma mudança para a prática comum. **Saudi. Med. J., 25:** 827-9.
- Hakim, S., T, Kazmi, S., U, Bagasra. (2008). O seroprevalência dos genótipos da hepatite B e C entre jovens mulheres aparentemente saudáveis de karachi-Paquistão. **Líbia. J. Med., 3:** 66-70.
- Hamid, S., Umar, M., Alam, A., Siddiqui, A., Quresh, H. e Butt, J. (2004). Declaração de consenso da PSG sobre a gestão da infeção pelo vírus da hepatite C-2003. **J. Pakistan. Med. Assoc., 54 (3):** 146-149.
- Hanley, A. J., Williams, K., Festa, A., Wagenknecht, L. E., D'Agostino, R. B. e Haffner, J. S. M. (2005). Marcadores hepáticos e desenvolvimento da síndrome metabólica: o estudo da aterosclerose por resistência à insulina. **Diabetes, 54:** 3140-7.
- Harvey, A., Richard, F. e Denise, R. (2011). Lippincott's Illustrated reviews: biochemistry. 5th Ed. Philadelphia: Lippincott Williams & Wilkins.
- Hershel, R. e Michael, L. (2011). *Fisiologia médica uma abordagem sistémica.* PP.661. The McGraw-Hill Companies.
- Hollinger, F. B. e Liang, T. J. (2001). Vírus da hepatite B. In: Knipe, D., M, et al. *Fields virology,* 4th Ed. PP.2971-3036. Filadélfia, Lippincott Williams & Wilkins.
- Huang, R. H. e Hu, K. Q. (2006). Uma abordagem prática para a gestão de pacientes com infeção por HCV. **Int. J. Med Sci., 3:** 63-68.
- Idrees, M. e Riazuddin, S. (2008). Distribuição da frequência dos genótipos do vírus da hepatite C em diferentes regiões geográficas do Paquistão e suas possíveis vias de transmissão. **B. M. C. Infect Dis., 8:** 69.

- Imperiale, T. F., Said, A. T., Cummings, O. W. e Born, L. J. (2000). Necessidade de validação de auxiliares de decisão clínica: utilização do rácio AST/ALT na previsão de cirrose na hepatite C crónica. **American J. Gastroenterol, 95:** 2328-32.

- Ioannou, G. N., Weiss, N. S., Boyko, E. J., Kahn, S. E. e Lee, S. P. (2005). Contribuição dos factores metabólicos para a atividade da alanina aminotransferase em pessoas com outras causas de doença hepática. **Gastroenterol, 128:** 627-35.

- Jacobs, D. S. e DeMott, W. R. (2001). *Laboratory test handbook,* 5th. Ed. PP.112-4. Hudson, OH: Lexi-Comp.

- Kadir, D., Filiz, A., Sadakat, O., Nevzat, A., Sabahattin, K. e Sule, P. (2007). Qual é a razão do nível elevado de alanina aminotransferase em pacientes HBeAg negativos com baixa viremia: NAFLD ou hepatite crónica. **Anais de Hepatologia, 6(2):** 92-96.

- Kalyani, P. (2004). *A Conexão da Massagem: anatomia e fisiologia.* 2ª Ed. Lippincott Williams & Wilkins.

- Kamath, P. S. e Kim, W. R. (2007). O modelo para a doença hepática em fase terminal. **Hepatol, 45:** 797-805.

- Kathryn, A., Booth, T. D. e Wyman. (2008). *Anatomia, fisiologia e fisiopatologia para a área da saúde.* The McGraw-Hill Companies.

- Katkov, W. N. e et al. (1991). Elevated serum alanine aminotransferase levels in blood donors: the contribution of hepatitis C virus. **Ann Intern. Med., 115 :** 882-884.

- Kazmi, S. L., Veloso, M. P., Frommlet, F., Steindl, M. P., Wrba, F. e Zehetmayer, S. (2008). Diferenciação da esteatohepatite não alcoólica da alcoólica: os marcadores laboratoriais de rotina são úteis? **Wien Klin. Wochenschr., 120(1-2):** 25-30.

- Kelishadi, R., Gharipour, M., Sadri, G. H., Tavasoli, A. A. e Amani, A. (2008). Cardio-vascular disease risk factors, metabolic syndrome and obesity in an Iranian population (Factores de risco das doenças cardiovasculares, síndrome metabólica e obesidade numa população iraniana). **East Mediterr. Health. J., 14 :** 1070-9.

- Khan, F., Suleman, S., Qureshi, I. D., Israr, M., Khan, H., Sarwar, M. T. e Ilyas, M. (2011). Infeção pelo vírus da hepatite B em diferentes grupos de sexo e idade no Punjab paquistanês. **Virol. J., 8 :** 225.

- Khurram, M., Shakoor, A., Arshad, M. M., Khaar, H. B. e Hasan, Z. (2004). Caraterísticas de 50 doentes com NAFLD. **Rawal Med. J., 29(1):** 8-12.

- Kirk, J. M. (2008). Icterícia neonatal: uma revisão crítica do papel e da prática da análise da bilirrubina. **Ann Clin. Biochem ., 45:** 452-462.

- Kmiec, Z. (2001). Cooperação das células hepáticas na saúde e na doença. **Adv Anat.**

Embryol. Cell Biol, 161: III-XIII, 1-151.

• Kobayashi, M., Ikeda, K., Akuta, N., Someya, T., Suzuki, F. e Tsubota, A. (2000). Relationship between five year histological outcome and serial changes in serum alanine aminotransferase in patients with biochemical and virological relapse after interferon treatment for chronic hepatitis C. **Inter. virology., 43:** 174-9.

• Krieger, P. A. (2009). Um guia de analogia visual para anatomia e fisiologia humanas. PP.390. Morton Publishing Company.

• Krugman, S., Overby, L.R. e Mushahwar, T. K. (1997). Viral hepatitis type B studies on the natural history and prevention reexamined. **N England. J. Med., 300(3):** 101-6.

• Kumada, T., Toyoda, H., Kiriyama, S., Sone, Y. e Tanikawa, M. (2010). Incidência de carcinoma hepatocelular em doentes com infeção crónica pelo vírus da hepatite B que apresentam valores normais de alanina aminotransferase. **J. Med. Virol., 82:** 539545.

• Kumar, S. K. e Devaki, T. (2005). Atividade hepatoprotectora de Tridax procumbens contra a hepatite induzida por lipo-polissacáridos de d-galactosamina em ratos. **J Ethnopharmacol, 101:** 55-60.

• Kunde, S. S., Lazenby, A. J., Clements, R. H. e Abrams, G. A. (2005). Spectrum of NAFLD and diagnostic implications of the proposed new normal range for serum ALT in obese women. **Hepatology, 42:** 650-656.

• Kuntz, E. e Kuntz, H. D. (2006). *Hepatology principles and practice,* 2nd Ed. Springer.

• Laraba, A. G., Wadzali, B., Sunday, O., Abdul, f. e Fatai, S. (2010). Infeção pelo vírus da hepatite C em nigerianos com doença hepática crónica, **Internet J. of Gastroenterol, 9 (1):** 10. 5580/1775.

• Lauralee, S. (2012). *Fundamentos de fisiologia humana,* 4ª Ed. Brooks/Cole, Cengage Learning.

• Lee, J. K., Shim, J. H., Lee, H. C., Lee, S. H. e Kim, K. M. (2010). Estimativa dos limites superiores saudáveis para a alanina aminotransferase sérica em populações asiáticas com histologia hepática normal. **Hepatologia, 51:** 1577-1583.

• Lee, T. H., Kim, W. R., Benson, J. T., Therneau, T. M. e Melton, L. J. (2008). Serum aminotransferase activity and mortality risk in a United States community (Atividade da aminotransferase sérica e risco de mortalidade numa comunidade dos Estados Unidos). **Hepatology., 47(3):** 880-7.

• Li, G., Li, W., Guo, F., Xuc, S., Zhaod, N., Chena, S. e Liu, L. (2010). Um novo ensaio de PCR em tempo real para a determinação da carga viral em pessoas infectadas com o vírus da hepatite B. **J. Virol. Meth., 165:** 9-14.

- Lindenbach, B. D. e Rice, C. M. (2001). Flaviviridae, Os vírus e a sua replicação. In: Knipe DM, Howley PM, eds. *Fields virology.* 4ª Ed, vol. 1. PP.9911041. Philadelphia: Lippincott Raven Publishers.

- Lok, A. S., Heathcote, E. J. e Hoofnagle, J. H. (2001). Management of hepatitis B: 2000 summary of a workshop. **Gastroenterol, 120:** 1828 - 1853.

- Lok, A. S. F., Ghany, M. G., Goodman, Z. D., Wright, E. C., Everson, G. T. e Sterling, R. K. (2005). Previsão de cirrose em pacientes com hepatite C com base em testes laboratoriais padrão: Resultados da coorte HALT - C. **Hepatology, 42 (2):** 282-292.

- Lukac, E., Gligorijevic, J. e Konstantinovic, L. (2007). Serum Transaminase level & fibrosis stage in zero biopsy of the liver in chronic hepatitis C. **Med & Biol., 14(1):** 19-24.

- Malarkey, D. E., Johnson, K. e Ryan, L. (2005). Novos conhecimentos sobre os aspectos funcionais da morfologia do fígado. **Toxicol. Pathol., 33:** 27-34.

- Marchesini, G. e et al. (2003). Fígado gordo não alcoólico, esteatohepatite e a síndrome metabólica. **Hepatology, 37:** 917-923.

- Marieb, E. e Hoehn, K. (2013). *Anatomia e fisiologia humana.9ª* Ed. PP.878. Pearson education.

- Mauro, P., Renze, B. e Wouter, W. (2006). Enzimas. In: *Livro de texto de Tietz de química clínica e diagnóstico molecular.* 4ª Ed, PP.604-616. Publicações Elsevier.

- McCullough, A. J. (2002). Atualização da doença hepática gorda não alcoólica. **J. Clin. Gastroenterol, 34 :** 255-262.

- McGhee, M. (2008). *A Guide to laboratory investigations,* 5th Ed. Oxford, UK: Radcliffe Publishing Ltd.

- Mahon, M. B. J. (2004). A história natural da infeção crónica pelo vírus da hepatite B. **Semin. Liver. Dis., 24 (1) :** 17-21.

- Michielsen, P. P., Hauben, E. I., Ramon, A.M., Van, M. E. A. e Pelckmans, P. A. (1997). Níveis séricos de aminotransferase e doença histológica na hepatite C crónica. **Ata. Gastroenterol. Belg., 60 :** 11-4.

- Mirza, e et al. (2012). Extensão da inflamação hepática na previsão da resposta à interferona e Ribavirina em pacientes com hepatite C crónica: um estudo de coorte. **BMC. Gastroenterol., 12:** 71.

- Mohammadi, D. T., Daryani, N. E., Bashashati, M., Hashtrudi, A. A., Haghpanah, B. e Sayyah, A. R, (2005). Relação entre os níveis séricos de alanina aminotransferase e a histologia hepática em doentes infectados com hepatite C crónica. **Indian. J. Gastroenterol, 24:** 49-51.

- Mohan, H. (2005). *Textbook of pathology*. 5ª Ed. PP.22-24 e 608-668. Jaypee Brothers: Medical Publishers.
- Moran, L. A., Horton, R. A., Scrimgeour, G. e Perry, M. (2011). *Princípios de bioquímica*. 5ª Ed. Prentice Hall Inc. publishers.
- Mouqadus, U. N., Shoaib., H. M. K., Haroon, K., Satar, B. e Barkat, A. K. (2013). Avaliação de várias terapias da hepatite C no Paquistão. **J. Pharm. Cosmet. Sci. Vol. 1(2):** 15-18.
- Nalpas, B. e et al. (1986). Aspartato aminotransferase mitocondrial sérica como marcador de alcoolismo crónico: valor diagnóstico e interpretação numa unidade de fígado. **Hepatologia, 6:** 608-614.
- Nannipieri, M., Gonzales, C., Baldi, S., Posadas, R., Williams, K. e Haffner, S. M. (2005). Enzimas hepáticas, a síndrome metabólica e diabetes incidente: o estudo de diabetes da Cidade do México. **Diabetes. Care, 28:** 1757-62.
- Newman, T. B., Easterling, M. J., Goldman, E. S. e Stevenson, D. K. (1990). Avaliação laboratorial da iterícia em recém-nascidos - custo de frequência e rendimento. **American. J. Dis Child, 144:** 364-368.
- Noorali, S., Hakim, S. T., McLean, D., Kazmi, S.U. e Bagasra, O. (2008). Prevalência do genótipo D do vírus da hepatite B em mulheres em Karachi, **Paquistão. J. Infect. Developing Countries, 2:** 373-378.
- Norton, J. G., Richard, S. B. e Robert, B. (2009). *The current diagnosis & treatment gastroenterology, hepatology, & endoscopy*. The McGraw-Hill Companies.
- Oh, S. Y., Cho, Y. K. e Kang, M. S. (2006). A associação entre o aumento da atividade da alanina aminotransferase e factores metabólicos na doença hepática gorda não alcoólica. **Metabolismo, 55:** 1604-9
- Onat, A., Hergenc, G., Karabulut, A., Turkmen, S., Dogan, Y. e Uyarel, H. (2006). A gama glutamiltransferase sérica como marcador da síndrome metabólica e da probabilidade de doença coronária em adultos de meia-idade e idosos não diabéticos. **Prev. Med., 43:** 136-9.
- Orland, J. R., Wright, T. L. e Cooper, S. (2001). Acute hepatitis C. **Hepatol, 33:** 321-327.
- Ozer, J. S., Chetty, R., Kenna, G., Koppiker, N., Karamjeet, P. L. D., Palandra, J., Lanevschi, A., Souberbielle, B. E. e Ramaiah, S. (2010). Recomendações para qualificar candidatos a biomarcadores de lesão hepática induzida por medicamentos. **Biomark. Med., 4:** 47548.
- Pagana, K., Deska, T. e Pagana, J. (2009). *Mosby's manual of diagnostic and laboratory tests*. 4ª Ed. St. Louis: Mosby.

• Paraskevis, D., Haida, C., Tassopoulos, N., Raptopoulou, M., Tsantoulas, D., Papachristou, H. e Sypsa, V. H. (2002). Desenvolvimento e avaliação de um novo ensaio de PCR em tempo real para a quantificação do ADN do VHB. **J Virol Meth., 103:** 201-212.

• Patwardhan, R. V., Smith, O. J. e Farmelant, M. H. (1987). Níveis séricos de transaminases e anomalias colesintigráficas na obstrução aguda do trato biliar. **Arch. Intern. Med., 147:** 1249-1253.

• Poynard, T., Imbert, B. F., Mona, M., Djamila, M., Robert, P. M., Dominique, T., Vlad, R., Anne, M., Yves, B. e Bernard, H. (2004). Visão geral do valor diagnóstico dos marcadores bioquímicos de fibrose e necrose hepáticas em doentes com hepatite C crónica. **Hepatol., 3:** 8-10.

• Pratt, D. S. e Kaplan, M. M. (2000). Avaliação de resultados anormais de enzimas hepáticas em pacientes assintomáticos. **England. J. Med., 342:** 1266-71.

• Previsani, N. e Lavanchy, D., Hepatitis, B. (2002). WHO/CDS/CSR/LYO. 2: Hepatite B. Genebra: **OMS: 2002.**

• Price, C. P. (2007). Evidence based laboratory medicine: *principles, practice, and outcomes*, 2nd Ed. Washington, DC: AACC Press.

• Puppalwar, P. V., Kalyan, G., e Archana, D. (2012). Revisão sobre a evolução dos métodos de estimativa da bilirrubina. **J. of Dental. and Medical. Sciences, 1(3) :** 17-23.

• Qureshi, H., Bile, K. M., Jooma, R., Alam, S. E. e Afridi. (2010). Prevalência da infeção viral por hepatite B e C no Paquistão: resultados de um inquérito nacional que apela a medidas eficazes de prevenção e controlo. **Suplemento E. M. J. H., 16:** 1-12.

• Raika, J. e et al. (2008). Elevação persistente da alanina aminotransferase na população iraniana em geral: Prevalência e causas. **World. J. Gastroenterol, 14(18):** 2867-2871.

• Ratziu, V., Bellentani, S., Cortez, P. H., Day, C. P. e Marchesini, G. A. (2010). Declaração de posição sobre NAFLD/NASH com base na conferência especial da EASL 2009. **J Hepatol, 53:** 372-84.

• Rizzo, D. C. (2010). *Fundamentos de anatomia e fisiologia.* 3ª Ed. PP.383. Delmar, Cengage Learning.

• Robert, W., Jeffrey, S. H., e Marsha, K. (2011). *Pediatric gastrointestinal and liver disease.* 4th Ed. pp.725. Saunders, uma marca da Elsevier Inc.

• Rockey, D. C., Caldwell, S. H., Goodman, Z. D., Nelson, R. C. e Smith, A. D. (2009). Associação americana para o estudo de doenças hepáticas. Biópsia hepática. **Hepatologia, 49:** 1017-1044.

• Rosen, H., R. e Keefe, E. B. (2000). Avaliação de enzimas hepáticas anormais, utilização de testes hepáticos e serologia da hepatite viral: Liver disease, diagnosis and management.lst Ed. PP-24-35. Churchill living stone publishers. Nova Iorque.

- Ryan, K. J. e Ray, C. G. (2004). *Sherris medical microbiology.* McGraw Hill Companies.

- Sagnelli, E., Stroffolini, T., Mele, A., Almasio, P., Coppola, N., Ferrigno, L., Scolastico, C., Onofrio, M., Imparato, M. e Filippini, P. (2005). A importância do VHC no peso da doença hepática crónica em Itália: Um estudo de prevalência multicêntrico de 9.997 casos. **J. of Medical Virol., 75:** 522-7.

- Saito, T., Nishise, Y. e Makino, N. (2009). Impacto da síndrome metabólica nos níveis elevados de alanina aminotransferase sérica na população japonesa. **Metabolismo 58:** 1067-1075.

- Saladino. (2009). Anatomia e fisiologia: *A unidade da forma e da função.* 5ª Ed. McGraw Hill Companies.

- Salma, G. N., Ghazal, Z., Zaheer, A. e Shamim, M. (2009). Frequência da infeção pelo vírus da hepatite C e estimativa da alanina aminotransferase sérica em doentes positivos para o VHC. **J. Islamabad. Med & Dent. Coll.,** 1211(1).

- Sanai, F. M., Benmousa, A., Hussaini, Al., Ashraf, S., Alhafi, O. e Abdo, A. A. (2008). O nível sérico de alanina transaminase é um marcador fiável de doença histológica na infeção crónica por hepatite C? **Liver Int., 2008 Aug; 28 (7) :** 101 1-8.

- Sanyal, A. J. (2002). Revisão técnica da AGA sobre a doença hepática gorda não alcoólica. **Gastroentrology, 123**: 1705-1725.

- Sass, D. A., Chang, P., e Chopra, K. B. (2005). Doença hepática gorda não alcoólica: uma revisão clínica. **Dig. Dis Sci., 50:** 171-180.

- Saxena, R., Zucker, S. D. e Crawford, J. M. (2003). *Anatomia e fisiologia do fígado.* In: Zakim, D., Boyer, T. D. *Hepatology: A textbook of liver diseases,* 4th Ed PP. 3-30. Philadelphia: WB Saunders.

- Scanlon, C. V. e Sanders, T. (2007). *Essentials of anatomy and physiology.* 5ª Ed PP.384. F. A. Davis Company.

- Scott, M. G. A. M. e Gronowski, C. S. E. (2007). *Tietz's applied laboratory medicine,* 2nd Ed. Nova Iorque: Wiley Liss.

- Seeff, L. B. (2002). Natural history of hepatitis C. **Hepatology, 36 (suppl 1):** S35-S46.

- Seeger, C. e Mason, W. S. (2000). Biologia do vírus da hepatite B. **Micro. Mol. Biol. Rev., 64:** 51-68.

- Serra, M. A. (2006) Consenso para el tratamiento de las hepatitis B y C. Virus de la hepatitis C. Historia natural de la infección por virus C. **Gastroenterología y Hepatología.,**

29: 101-06.

- Shahat, E. A. E., Shahat, M. A., Swelim, A. F., Mohamed, M. A. e Abdel, W. (2012). Estudo de correlação entre a aflatoxina M_1 e o vírus C em pacientes egípcios com doença hepática crónica. **World. J. Med. Sci., 7 (4):** 224-231.

- Shepard, C. W., Finelli, L. e Alter, M. J. (2005). Global epidemiology of hepatitis C virus infection (Epidemiologia global da infeção pelo vírus da hepatite C). **Lancet. Infect. Dis. 5:**558-567.

- Sherman, K. E. (1991). Alanina aminotransferase na prática clínica. A review, **Arch. Intern. Med., 151:**260-5.

- Sheth, S. G., Flamm, S. L., Gordon, F. D. e Chopra, S. (1998). O rácio AST/ALT prevê a cirrose em doentes com infeção crónica pelo vírus da hepatite C. **Am. J. Gastroenterol, 93:** 44-8.

- Shier, D. N., Butler, J. L. e Lewis, R. (2011). *Fundamentos de anatomia e fisiologia humana de Hole.* 11ª Ed. McGraw-Hill Science.

- Sorbi, D., Boynton, J. e Lindor, K. D. (1999). O rácio entre a aspartato aminotransferase e a alanina aminotransferase: valor potencial para diferenciar a esteato-hepatite não alcoólica da doença hepática alcoólica. **Am J. Gastroenterol, 94 :** 1018-22.

- Springer, V. (2011). Vírus da hepatite C crónica: avanços no tratamento, promessa para o futuro. **84**:103-104.

- Stranges, S., Freudenheim, J. L., Muti, P., Farinaro, E. e Russell, M. N. (2004). Differential effects of alcohol drinking pattern on liver enzymes in men and women (Efeitos diferenciais do padrão de consumo de álcool nas enzimas hepáticas em homens e mulheres). **Alcohol. Clin Exp Res., 28(6):** 949-56.

- Strauss, R. S. e Pollack, H. A. (2001). Epidemic increase in childhood overweight, 1986-1998. **J. A. M. A., 286 :** 2845-2848.

- Sunil, G., Sheth, L., Steven, Flamm, D, Fredric e Gordon, S. C. (1998). O rácio AST/ALT prediz cirrose em doentes com infeção crónica pelo vírus da hepatite C. **American. J. Gastroenterol, 93 :** 44-48.

- Tanaka, E., Ohue, C., Aoyagi, K., Yamaguchi, K., Yagi, S., Kiyosawa, K. e Alter, H. J. (2000). Avaliação de um novo imunoensaio enzimático para o antigénio central do vírus da hepatite C (VHC) com sensibilidade clínica próxima da da amplificação genómica do ARN do VHC. **Hepatol, 32(2) :** 388-3893.

- Taseer, I. H., Ishaq, F., Hussain, L., Safdar, S., Mirbahar, A. M. e Faiz, S. A. (2010). Frequência de anti-VHC, HBsAg e factores de risco relacionados em mulheres grávidas no Hospital Nishtar, Multan. **J. Ayub. Med Coll. Abbottabad, 22(1) :** 1316.

- Thalheimer, U. C. K., Triantos, D. N., Samonakis, D. e Patch, A. K. B. (2005). Infeção, coagulação e hemorragia varicosa na cirrose. **Gut., 54(4):** 556-63.
- Theal, R. M. e Scott, K. (1996). Avaliação de pacientes assintomáticos com resultados anormais de testes de função hepática. **Am. Fam Physician, 53:** 2111-2119.
- Thefeld, W., Hoffmeister, H., Busch, E. W. e et al. (1974). Referenzwerte für die Bestimmungen der T ransaminasen GOT und GPT sowie deralkalischen Phosphatase im Serum mit optimierten Standardmethoden. **Dtsch. Med Wschr., 99:** 343-351.
- Thomas, L. (2007). Labor und Diagnose, indication und bewertung von laborbefunden fur die meizinische dignostik, 7th Ed. PP. 259-273. TH-Books Verlagsgesellschaft.
- Tiikkainen, M., Bergholm, R., Veehkavaara, S., Rissanen, A., Hakkinen, A. M. e Tamminen, M. (2003). Effects of identical weight loss on body composition and features of insulin resistance in obese women with high and low liver fat content. **Diabetes, 52 :** 701-7.
- Tilley, L. e Smith, F. (2000). A consulta veterinária de 5 minutos: *Canino e felino.* PP. 710-711. Lippincott Williams & Wilkins, Baltimore.
- Torres, D. M. e Harrison, S. A. (2008). Diagnóstico e terapia da esteatohepatite não alcoólica. **Gastroenterologia, 134: 1682-1698.**
- Tortora, G. J. e Derrickson, B. (2009). *The Principles of anatomy and physiology (Princípios de anatomia e fisiologia).* John Wiley & Sons.
- Toyoda, X. H., Kumada, T., Kiryama, S., Sone, Y., Tanikawa, M. e Hisanaga, Y. (2004). Influência da idade, sexo e grau de fibrose na associação entre os níveis séricos de alanina aminotransferase e a inflamação do fígado em doentes com hepatite C crónica**. Dis Sci., 49:** 295-9.
- Tsang, P. S. H., Trinh, R. T., Garcia, J. T., Phan, N. B., Ha, H., Nguyen, K. N., Keeffe, E. B. e Nguyen, M.H. (2008). Prevalência significativa de doença histológica em doentes com hepatite B crónica e níveis séricos ligeiramente elevados de alanina aminotransferase. **Clinical. Gastroenterologia e Hepatol. 6(5):** 569-74.
- Wahlefeld, A.W., Herz, G. e Bernt. E. (1972). Modificação do método de Malloy-Evelyn para uma determinação simples e fiável da bilirrubina total no soro. **Scand J. clin Lab Invest; 29 Suplemento 126:** Resumo 11.12.
- Walter, L., Kemp, D. K., Burns, T. e Brown, G. (2008). *Patologia: The Big Picture.* PP-261.The McGraw-Hill Companies.
- Wang, C. S., Wang, S. T. e Chou, P. (2003). Utilizar a prevalência de um nível elevado de alanina aminotransferase sérica para identificar comunidades com uma elevada prevalência de infeção pelo vírus da hepatite C. **Arch. Intern. Med., 161:** 392-39

- Weber, B., Van, D. T., Brule, N., Berger, A., Simon, F., Geudin, M. e Ritter, J. (2006). Avaliação de um novo ensaio automatizado para a deteção do antigénio de superfície da hepatite B (HBsAg) VIDAS HBsAg Ultra. **J. Virol. Methods, 135(1):** 109-117.
- Weigand, K. e Weigand, K. (2009). Biópsia hepática percutânea: estudo retrospetivo de 15 anos comparando 287 pacientes internados com 428 pacientes ambulatoriais. **J. Gastroenterol. Hepatol., 24(5):** 792-9.
- Wieckowska, A., McCullough, A. J. e Feldstein, A. E. (2007). Noninvasive diagnosis and monitoring of nonalcoholic steatohepatitis: Presente e futuro. **Hepatologia, 46:** 582-589.
- Wiese, M., Grungreiff, K., Guthoff, W., Lafrenz, M., Oesen, U., Porst, H. e grupo de estudo da hepatite C da Alemanha de Leste. (2005). Outcome in a hepatitis C (genotype 1b) single source outbreak in a Germany a 25 year multicenter study. **J. Hepatol, 43 :** 590-8.
- Wilkins, T., Malcolm, J. K., Raina, D. e Schade, R. R. (2010). "Hepatite C: diagnóstico e tratamento". **American. family physician, 81(11):** 1351-7.
- Williams, A. L. e Hoofnagle, J. H. (1988). Rácio de aspartato sérico para alanina aminotransferase na hepatite crónica: relação com a cirrose. **Gastroenterol, 95 :** 734-739.
- Workowski, K. A. e Berman, S, M. (2006). Diretrizes para o tratamento de doenças sexualmente transmissíveis. Centros de controlo e prevenção de doenças. **M. M. W. R. Recomm Rep., 55:** 1-94.
- Wroblewski, F. (1959). O significado clínico das actividades de transaminase do soro. **Am. J. Med., 27:** 911-923.
- Yen, S. L., Chiu, T. Y., Lin, Y. C., Lee, Y. C. e Lee, L. T. (2008). A obesidade e a infeção por hepatite B estão associadas ao aumento do risco de síndrome metabólica em caloiros universitários. **Int. J. Obes Lond., 32:** 474-480.
- Zechini, B., Pasquazzi, C. e Aceti, A. (2004). Correlação das aminotransferases séricas com os níveis de ARN do VHC e os achados histológicos em doentes com hepatite C crónica: o papel da aspartato transaminase sérica na avaliação da progressão da doença. **Eurpean. J. of Gasroenterol and Hepatol, 16 (9) :** 891-896.

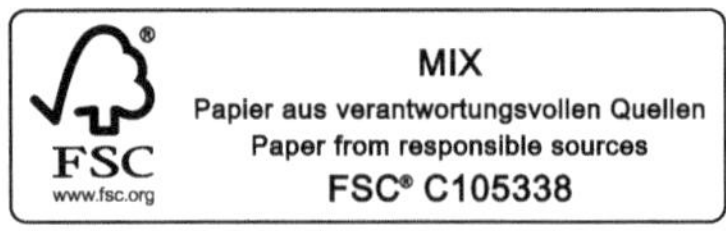

Printed by Books on Demand GmbH, Norderstedt / Germany